J. SICARD de PLAUZOLES

de l'Université de Paris

Des Tumeurs

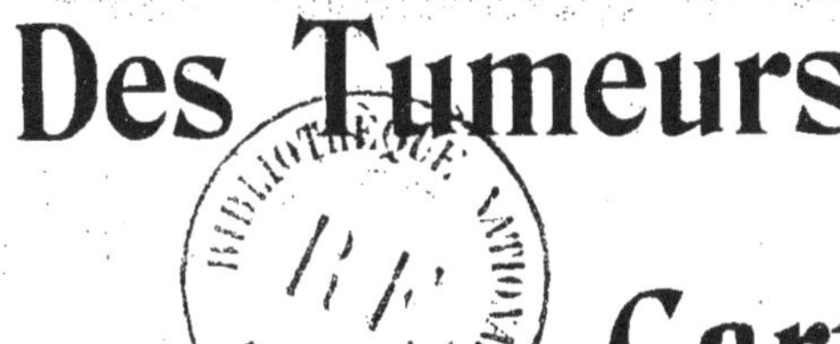

Cartilagineuses

(ENCHONDROMES)

des Fosses Nasales

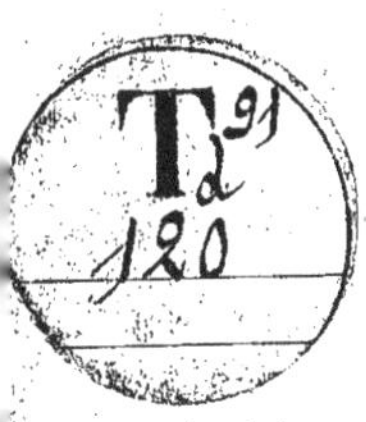

PARIS

Henri JOUVE

15, Rue Racine, 15

—

1897

Dᵣ J. SICARD de PLAUZOLES

de l'Université de Paris

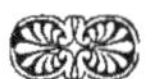

Des Tumeurs Cartilagineuses

(ENCHONDROMES)

des Fosses Nasales

PARIS

Henri JOUVE

15, Rue Racine, 15

1897

DES TUMEURS CARTILAGINEUSES

(Enchondromes)

DES FOSSES NASALES

Les tumeurs cartilagineuses (enchondromes) des fosses nasales sont rares, peu et mal connues.

Un petit nombre d'observations ont été publiées, mais aucune étude d'ensemble n'en a jamais été faite, et les traités didactiques qui les mentionnent ne font que marquer la place d'un chapitre à écrire.

La première observation certaine de tumeur cartilagineuse des fosses nasales est celle de Morgan, 1836. Muller, en 1838, dans son *Traité des Tumeurs*, signale un cas d'enchondrome des fosses nasales. Arthur E. Durham, 1870, dans l'article *Maladies du nez* du *System of Surgery* d'Holmes, rapporte deux cas de tumeurs cartilagineuses de la cloison.

Morell Mackenzie, dans son *Traité pratique des maladies du nez*, 1887, consacre quelques lignes aux enchondromes du nez, et à ceux de la cavité naso-pharyngienne : il cite les cas d'Erichsen, Bryant, Ure, Durham, Richet, Heurtaux, Verneuil, Max Müller, et un personnel.

Moldenhauer, dans son *Traité des maladies des fosses nasales*, donne un nouveau cas. « Les enchondromes des fosses nasales, dit-il, sont une rareté, et la pauvreté de la littérature médicale sur ce genre de tumeurs ne permet pas d'en tracer un tableau clinique. »

Gérard-Marchant dans son article : « Maladies des fosses nasales » du *Traité de chirurgie* de Duplay et Reclus, 1891, cite seulement deux cas, celui de Moldenhauer et celui de Morestin. « Ces tumeurs sont fort rares, dit-il, à son tour, et les observations que nous avons sous les yeux ne suffisent pas pour tracer un tableau clinique de cette affection. »

Moure, en 1893, dans son *Manuel pratique des maladies des fosses nasales*, accorde aux enchondromes un chapitre fort court, incomplet et inexact sur plusieurs points.

Au mois de novembre 1896, la jeune fille qui fait le sujet de notre observation XIV entra à la Pitié, dans le service de notre maître M. le professeur Paul Berger, qui lui consacra une de ses leçons cliniques.

Nous eûmes dès lors l'idée de rechercher tous les cas connus et de tracer l'histoire des tumeurs cartilagineuses des fosses nasales.

Tout ce qu'il peut y avoir de bon dans notre travail appartient à M. le professeur Paul Berger : la savante leçon clinique qu'il fit à la Pitié le 4 décembre 1896 sur les enchondromes des fosses nasales nous a servi de plan ; le mémoire, qu'il a publié, en 1885, dans les *Bulletins de la société de chirurgie* sur les tumeurs cartilagineuses du maxillaire supérieur, a été pour nous une source précieuse.

Puisse notre travail être digne du maître qui l'a inspiré, puisse-t-il marquer notre place au rang de ses plus humbles élèves ; beaucoup certes lui feront plus d'honneur, mais aucun ne lui aura jamais voué plus de respect et d'admiration, une affection plus sincère, un dévouement plus absolu.

Etant donnée la constitution anatomique et les rapports des fosses nasales, il est impossible de séparer d'une manière absolue les tumeurs cartilagineuses des fosses nasales de celles des régions voisines. Le plus souvent en effet ces tumeurs ne bornent pas leur évolution à une région limitée de la face, mais envahissent successivement ses diverses parties : ainsi un enchondrome à point de départ ethmoïdal pourra pénétrer, détruire l'orbite ou le sinus maxillaire : une tumeur cartilagineuse du maxillaire supérieur pourra envahir successivement les fosses nasales et l'orbite.

C'est pourquoi nous sommes obligés de réunir dans cette étude des tumeurs cartilagineuses des fosses nasales, aussi bien celles qui occupent primitivement ces cavités que celles qui les envahissent secondairement. En effet, l'expression de tumeurs des fosses nasales ne peut s'appliquer qu'à un groupement clinique, car au point de vue anatomique ces tumeurs, par leurs points de départ appartiennent moins aux fosses nasales qu'à chacun des os de la face qui les constituent. Aussi comprenons-nous sous ce titre aussi bien les tumeurs cartilagineuses des maxillaires supérieurs, de l'orbite, ou de l'apophyse basilaire qui envahissent secondairement les fosses nasales, que les tumeurs de l'ethmoïde ou de la cloison qui les occupent primitivement. D'ailleurs, à une période avancée de leur évolution, il est souvent impossible de déterminer exactement le point de départ de ces tumeurs par le seul examen clinique.

Pourtant il y a lieu de faire quelques distinctions au point de vue de l'évolution clinique suivant le siège primitif de la tumeur, et en particulier de séparer les enchondromes de la cloison des autres enchondromes de la face qui intéressent les fosses nasales.

Lennox Browne (1) comprend sous la dénomination d'enchondromes des fosses nasales toutes les tumeurs cartilagineuses qui se montrent en un point quelconque des cavités nasales ou des sinus *autre que la cloison :* il sépare très nettement les enchondromes des hypertrophies du cartilage de la cloison : en effet, dit-il, les *arètes saillantes* du cartilage triangulaire, produisent plus ou moins l'obstruction des fosses nasales, mais elles ne vont pas jusqu'à luxer et déformer les os du nez, comme font les enchondromes. L'enchondrome peut néanmoins se rencontrer sur la cloison : le cas de Moldenhauer (Obs. VIII) en est un exemple démonstratif.

---

1. *Traité des maladies du larynx, du pharynx et des fosses nasales,* tr. fr., 1891, p. 569.

FRÉQUENCE

Nous n'avons pu réunir que vingt-neuf observations de tumeurs cartilagineuses des fosses nasales ; ces tumeurs sont donc très rares : mais dans quelle proportion ?

On ne peut établir leur fréquence que d'une manière tout à fait relative, en se basant sur les statistiques fournies par un certain nombre d'auteurs pour les enchondromes de la face.

O. Weber (*Die Exostosen und Enchondrome, Bonn,* 1856), sur 190 cas de chondromes n'en a trouvé que 8 siégeant au maxillaire supérieur, pour 307 tumeurs diverses de cet os, et de ces 8 cas aucun n'intéresse les fosses nasales.

O. Heyfelder, dans un travail sur les tumeurs cartilagineuses du maxillaire supérieur n'a pu rassembler que 7 cas sur un total de 456 observations d'affections diverses du maxillaire, dont 74 cas de carcinome, 48 de sarcome, etc. De ces 7 cas de chondromes, 3 intéressent les fosses nasales.

Sur les 31 observations, données par les auteurs comme des exemples de tumeurs cartilagineuses du maxillaire supérieur, et réunies par M. P. Berger (1), 16 fois les

1. *Bulletins et mémoires de la Société de Chirurgie de Paris,* 6 mai 1885, p. 293.

fosses nasales étaient atteintes primitivement ou secondairement par le néoplasme, mais dans trois de ces cas (Moore, Burger, Collis), la nature cartilagineuse de la tumeur est douteuse (Obs. XI, XXIII, XXV).

Arslan (1) a donné un travail statistique sur la fréquence relative des diverses tumeurs de la cloison des fosses nasales : sur 131 cas on ne compte qu'une observation d'enchondrome.

1. *Arch. ital. di otol. rin. e lar.*, 1895.

ETIOLOGIE

Age. — L'enchondrome des fosses nasales est une affection de la jeunesse. « La maladie, dit Morell-Mackenzie, survient principalement à cette époque de l'existence où la croissance est la plus active. Toutes les observations qui ont été publiées concernaient des malades qui n'avaient pas encore 18 ans. Dans le cas de Heurtaux le malade était âgé de 22 ans mais la maladie existait depuis 5 ans. »

L'affection est souvent un peu plus tardive : Parmi les observations que nous avons réunies, nous trouvons :

1 cas à 3 ans (Jourdain) ;

20 cas entre 7 et 25 ans ;

6 cas au-dessus de 25 ans : à 30 ans (Burger), à 40 ans (Billroth-Czerny), à 42 ans (Kirmisson), à 48 ans (Denucé), à 50 ans (Collis), et à 56 ans (Heyfelder). Mais dans le cas de Burger, il s'agit d'un sarcome, dans celui de Billroth-Czerny d'un chondro-sarcome ostéoïde, dans celui de Kirmisson d'un chondro-sarcome ; la nature chondromateuse du cas de Collis est hypothétique.

En somme on peut conclure que l'enchondrome des fosses nasales est généralement une affection de l'adolescence et de la jeunesse, et que son maximum de fréquence se rencontre de 7 à 25 ans.

Sexe. — « Les hommes, dit Morell-Mackenzie, paraissent être atteints de préférence. »

Nous avons en effet 16 cas dans le sexe masculin pour 12 cas dans le sexe féminin, ce qui fait pour les sujets masculins 1/4 en plus.

M. P. Berger, pour les tumeurs cartilagineuses du maxillaire supérieur, a trouvé 18 hommes pour 10 femmes.

Hérédité. — L'hérédité n'a été notée dans aucun cas ; pourtant nous devons dire que la mère de la malade opérée par M. P. Berger (Obs. XIV), avait succombé à une néoplasie intestinale, et qu'elle avait, paraît-il, présenté au nez un mal sur lequel nous n'avons pu recueillir aucun renseignement.

Devalz (1) raconte avoir observé trois enchondromes de la cloison dans la même famille sur le père, le fils et une nièce.

Traumatisme. — Quant au traumatisme, il a été signalé dans le cas de Richet relaté par de Casabianca (Obs. VI), et Richet a insisté sur l'influence de cette cause sur les productions cartilagineuses de la cloison ; mais ceci s'applique bien plus aux hyperchondroses de la cloison qu'aux chondromes vrais ; et si cette origine des tumeurs cartilagineuses de la cloison est possible, elle n'est pas démontrée : en effet, le nombre de ces tumeurs est bien petit, comparé à la fréquence des traumatismes dans une région aussi exposée, surtout dans la jeunesse. D'autre part, il est

1. *Gaz. méd. de Bordeaux.* 1873.

bien difficile d'invoquer le traumatisme comme cause déterminante ou occasionnelle pour les tumeurs qui ont leur point de départ dans les points les plus abrités des cavités de la face, les moins accessibles aux violences extérieures.

Les autres causes, locales (inflammation), ou générales (diathèses), qui peuvent influencer le développement des tumeurs n'ont été signalées dans aucun cas.

L'étiologie des tumeurs cartilagineuses des fosses nasales est donc bien obscure, et cette question appelle de nouvelles recherches.

ANATOMIE PATHOLOGIQUE

Les enchondromes des fosses nasales se présentent comme des tumeurs lisses, arrondies, quelquefois bosselées. Ils sont adhérents, immobiles, jamais pédiculés, recouverts par la muqueuse toujours saine, qui, tendue à leur surface, offre un aspect légèrement rosé ou grisâtre, parfois rouge pourpre, suivant son degré de vascularisation.

Généralement de consistance ferme, élastique, ces enchondromes sont quelquefois plus durs et résistants en apparence qu'en réalité : ils offrent au doigt une résistance presque osseuse, mais pourtant se laissent déprimer et donnent alors une sensation d'élasticité tout à fait spéciale ; ils se laissent aisément pénétrer par l'aiguille à acupuncture ; ils sont assez facilement morcelables : leur consistance est d'autant plus ferme que le tissu cartilagineux qui les constitue est plus pur.

Ils tendent en s'accroissant à conserver leur forme primitive, sphéroïdale, globuleuse : au lieu de se mouler sur les os qu'ils rencontrent, ils les repoussent, les écartent, ou bien les usent et les perforent.

Ils restent le plus souvent circonscrits, encapsulés dans une coque osseuse (cas de Morgan, obs. XV) ou une membrane fibreuse. Leur accroissement est endogène,

interstitiel, par suite ils n'envahissent pas les tissus périphériques et ont peu de tendance à devenir diffus.

Cette enveloppe fibreuse est parfois détruite par compression et ulcération au cours du développement (cas
de Morell Mackenzie, obs. VII).

Le volume de ces tumeurs est extrêmement variable,
depuis celui d'un pois, d'une noisette, à celui du poing
et plus : les déformations et les troubles fonctionnels que
l'on observe sont naturellement en rapport avec ce volume.

La tumeur, entourée presque toujours d'une gangue de
tissu conjonctif, est constituée elle-même par du tissu
cartilagineux, et toutes les variétés de cartilage peuvent
s'y rencontrer, cartilage hyalin, fibro-cartilage, cartilage
à cellules ramifiées, et même coexister comme dans le
cas de Heurtaux (Obs. XIII). On trouve souvent des cellules embryonnaires en voie de prolifération active (cas de
Richet, de Morestin, Obs. VI et VII).

La tumeur peut être formée de lobules cartilagineux
réunis par des cloisons conjonctives vasculaires (cas de
Denucé, obs. XVIII) ; mais généralement on ne rencontre
ni vaisseaux sanguins, ni lymphatiques.

Le tissu fibreux peut s'interposer en assez grande
quantité pour que le néoplasme ainsi formé mérite le
nom de chondro-fibrome.

Sur les observations, que nous avons réunies, trois sont
données par leurs auteurs, Burger, Collis, Moore
(obs. XXIII, XXV, XI), comme exemples de tumeurs cartilagineuses, mais n'en sont manifestement pas, et doivent
être éliminées, car rien n'indique qu'il s'agisse de chon-

dromes modifiés. Dans beaucoup d'autres cas, l'examen histologique n'a pas été fait, ou n'est pas donné, et nous devons croire les auteurs sur parole.

Parmi les observations qui se rapportent certainement à des tumeurs chondromateuses, les unes sont des chondromes proprement dits, les autres des tumeurs cartilagineuses mixtes.

Les *chondromes proprement dits* présentent des sous-variétés :

1° Chondrome ossifiant : cas de Langenbeck, Heath, Heyfelder (obs. XVI, XVII et XIX).

La transformation osseuse du chondrome est relativement fréquente, et Rokitanski allait jusqu'à considérer les ostéomes des fosses nasales comme des enchondromes ossifiés. Le processus d'ossification, qui donne lieu à la formation des chondromes ossifiants, peut donc être considéré comme une modification anatomique normale du tissu cartilagineux.

La régularité du processus d'ossification et sa lenteur ne permettent pas de confondre les tumeurs de cette nature avec les chondromes ostéoïdes comme ceux observés par Dolbeau et Trélat, Billroth et Czerny (1)

D'autres transformations des chondromes ont été observées : la régression graisseuse a été signalée par Ohlemann ; le chondrome peut se ramollir et se transformer en une masse friable ressemblant à de la bouillie (Heyfelder) ; ce ramollissement est dû à une dégénérescence graisseuse des éléments cellulaires qui en-

1. P. Berger, *loc. cit.*

traîne une sorte de dissolution muqueuse de la substance fondamentale (Rindfleisch) ; il peut résulter de ce processus la formation de kystes à contenu gélatineux : G. Buck observa au centre d'une tumeur cartilagineuse du maxillaire supérieur un kyste volumineux.

La substance fondamentale des chondromes peut se modifier et se prêter à une véritable transformation en tissu myxomateux (Rindfleisch.) ; il s'agit moins, il est vrai, dans ce cas, d'une dégénérescence nutritive que d'une véritable métamorphose (1). Enfin il n'est pas rare de voir les enchondromes des fosses nasales subir une dégénérescence du genre sarcomateux (Lennox Browne).

2° Fibro-chondrome : cas de Heurtaux, Ohlemann (Obs. XIII et XXI).

3° Chondrome pur : cas de Morestin (Obs. XII), tumeur constituée exclusivement par du cartilage hyalin.

Ces chondromes présentent encore des différences nombreuses dans leur constitution et leur structure. Les uns sont entourés d'une coque osseuse (enchondromes), les autres d'une gangue de tissu conjonctif sont ainsi encapsulés dans une sorte de kyste fibreux ; d'autres enfin sont dépourvus d'enveloppe. Dans ce cas le chondrome est mal limité, sans être diffus, présente la plupart du temps les caractères du cartilage embryonnaire, par suite il est de plus mauvaise nature, offre plus de tendance à la récidive et le pronostic est beaucoup plus sérieux.

---

1. Quénu. *Des tumeurs. Traité de Chirurgie* de Duplay et Reclus, I. p. 440.

Chondrome ostéoïde. — Le chondrome ostéoïde est caractérisé par l'apparition au sein d'un tissu cartilagineux d'une variété quelconque, de trabécules d'une substance homogène, infiltrée de granulations calcaires, et parsemée de corpuscules anguleux analogues à des ostéoplastes. De plus les vaisseaux sanguins ne limitent pas leurs trajets aux cloisons interlobulaires, ils pénètrent au sein même des trabécules ossiformes. Le chondrome ostéoïde est le plus souvent une tumeur diffuse à tendances génératrices des plus marquées (1).

Nous avons un cas de chondrome ostéoïde du sinus maxillaire, celui de Trélat-Dolbeau (Obs. XX), auquel on peut ajouter celui de Billroth-Czerny (Obs. XXVI).

« Ces deux cas, dit M. P. Berger (2), appartiennent évidemment à la catégorie des tumeurs ostéoïdes. L'examen histologique pratiqué par Broca dans le premier permit de reconnaître la disposition réticulée qui détermina Billroth à placer le second dans la description qu'il fit des tumeurs plexiformes. Si le résultat de l'analyse microscopique pouvait ici laisser quelques doutes, l'histoire des malades en question suffirait à prouver qu'il s'agissait bien de tumeurs malignes au premier chef. L'opérée de Dolbeau et Trélat mourut du choc opératoire ; mais le développement énorme effectué en peu de temps de la tumeur, joint à son ossification, bien plus rapide qu'elle ne survient dans les chondromes ossifiants, indiquait assez la mauvaise nature de l'affection. Quant au malade de

1. Quénu. *Loc. cit.*, p. 440.
2. *Loc. cit.*, p. 306.

Billroth (chondrome ostéoïde du bord alvéolaire du maxillaire supérieur) malgré la résection totale du maxillaire supérieur, il fut atteint d'une récidive qui envahit l'ethmoïde, et une nouvelle opération ne put le préserver d'une nouvelle récidive et de la mort qui survint au bout de deux mois. »

Les *tumeurs cartilagineuses mixtes* qui se sont présentées sont :

1° Le chondro-sarcome dans les cas de Burger, Stanley, Kirmisson (Obs. XXIII, XXIV, XXVII), tumeurs du maxillaire supérieur ayant secondairement envahi les fosses nasales.

Schmiegelow (1) a observé un chondro-sarcome de la fosse nasale droite chez un enfant de deux ans.

2° Le chondro-myxome dans le cas de Verneuil (Obs. X) ; il s'agit probablement ici de la transformation en tissu myxomateux signalée par Rindfleisch.

3° Le chondro-myxo-sarcome, dans le cas opéré par M. le professeur Berger (Obs. XIV). Nous nous trouvons ici en présence d'une tumeur de nature purement conjonctive mais rappelant par sa structure et son évolution ces tumeurs mixtes des glandes salivaires, de la parotide, décrites d'abord par Dolbeau (1858) sous le nom de tumeurs cartilagineuses et que Virchow appela chondro-myxo-sarcomes. Les deux examens histologiques qui ont été faits successivement montrent en effet cette tumeur formée d'abord de cartilage hyalin en voie de dégénérescence myxomateuse, subissant ensuite une transformation sarcomateuse.

1. *Revue mensuelle de laryngologie*, 1885.

Les tumeurs cartilagineuses des fosses nasales pourraient donc présenter une évolution maligne analogue à celle des tumeurs mixtes des glandes salivaires : il faut donc redouter leur transformation sarcomateuse possible.

Les tumeurs cartilagineuses des fosses nasales, suivant leur structure histologique, suivant leur marche et leur évolution ne présentent pas le même degré de bénignité ou de malignité, mais offrent des variétés suivant leur nature impliquant par suite des différences notables dans le pronostic qu'elles entraînent.

D'une façon générale une tumeur est d'autant plus maligne que les éléments qui la constituent se rapprochent davantage de l'état embryonnaire : cette loi s'applique aux tumeurs cartilagineuses.

Enfin il faut admettre la possibilité pour le chondrome d'une transformation sarcomateuse qui en fait une tumeur franchement maligne.

ORIGINE

Pour Conheim le chondrome naît de débris cartilagineux
de la période embryonnaire ; d'après Cornil et Ranvier son
développement procède d'une transformation embryonnaire des éléments normaux : nous ne pouvons ici discu-
ter ces hypothèses.

Ce que nous savons c'est que l'origine osseuse de l'enchondrome est fréquente. Müller le premier (1838) a éta-
bli que leur point de départ pouvait être le centre même
de l'os ; dans ce cas l'enchondrome est entouré d'une
coque osseuse qu'il refoule et amincit de plus en plus à
mesure qu'il s'accroît.

Mais il n'est pas rare de voir le chondrome se dévelop-
per aux dépens du périoste et surtout aux dépens de sa
couche profonde ostéogénique ; alors la tumeur (périchon-
drome) a le périoste pour enveloppe.

D'ailleurs, trop souvent, le problème de leur origine est
bien difficile à résoudre en raison des transformations que
ces tumeurs font subir aux parties qui les entourent, des
adhérences qu'elles contractent avec les tissus voisins,
des déformations, de l'usure des os qu'elles produisent.
On ne peut donc dans la plupart des cas déterminer si le
tissu pathologique a pris naissance dans le périoste ou dans
l'os lui-même, si la tumeur appartient à l'espèce des chon-

dromes périostiques ou à celle des enchondromes au sens primitif de ce mot.

« Le refoulement extrême des parties qui avoisinent la tumeur, dit M. P. Berger (1), rend souvent impossible ou tout au moins difficile de juger quel point du squelette en a été le point de départ, à plus forte raison de discerner le tissu qui lui a donné naissance. Cependant quelques mots de Burger et de Gensoul sembleraient indiquer que cette origine peut être tout d'abord indépendante de l'os lui-même. A côté des tumeurs cartilagineuses d'origine osseuse et de celles qui naissent du périoste, il y aurait peut-être lieu d'en admettre une variété qui se développerait au proche voisinage de l'os, tout en étant tout d'abord indépendante de celui-ci ».

1. *Loc. cit.*, p. 309.

POINT D'IMPLANTATION

Le point d'implantation des tumeurs cartilagineuses des fosses nasales est variable ; il n'est pas toujours facile à préciser quand ces tumeurs ont acquis un certain développement.

Comme nous l'avons déjà dit, les enchondromes peuvent occuper primitivement les fosses nasales ou les envahir secondairement.

La cloison des fosses nasales, et particulièrement la base de la cloison cartilagineuse est souvent leur point d'origine : dans les deux cas relatés par A. E. Durham, celui d'Ure et le sien, la tumeur siégeait à l'union de la cloison et du plancher des fosses nasales. « La tumeur naît ordinairement de la partie cartilagineuse de la cloison, dit Morell Mackenzie, bien qu'elle puisse dans certains cas fort rares avoir son origine sur la paroi externe ou sur la voûte du nez. »

Dans tous les faits observés par Richet et cités par de Casabianca l'enchondrome avait pris naissance sur la cloison. La plus remarquable des observations de Richet a été reproduite dans sa thèse par de Casabianca (Obs. VI). Dans une clinique qu'il fit sur ce sujet, Richet cita plusieurs autres cas d'enchondromes de la cloison opérés par lui, entre autres celui d'un jeune enfant chez lequel en même temps que se formait la tumeur cartilagineuse sur la cloison, un tic convulsif de la face s'était déclaré : l'opération le délivra de l'une et de l'autre. Richet rapporta aussi le cas d'une femme d'un certain âge qu'on lui avait adressée comme ayant un cancer : ce n'était qu'un enchondrome de la cloison, dont elle fut opérée et guérit très bien (1).

Devalz dit avoir vu plusieurs cas d'enchondromes de la cloison ; Ashhurst en a publié un cas dans les *Transactions of the pathological Society de Philadelphie*, 1875-76 ; P. Porcher en aurait observé deux cas (2) : dans l'un d'eux la présence d'un enchondrome de la cloison aurait eu pour résultat la faiblesse mentale du sujet.

Nous n'avons pu réunir que les observations d'Erichsen, Bryant, Ure, Durham, Devalz, Richet, Morell-Mackenzie, Moldenhauer (Obs. I, VIII), en tout onze cas ; en y ajoutant ceux d'Ashhurst et de Porcher, on arrive à quatorze. Si l'on compare ce chiffre à celui des tumeurs malignes de la cloison réunies par Gouguenheim et Hélary (vingt-quatre cas), plus les deux observations de Michel Dansac (3), on voit que les tumeurs cartilagineuses de la cloison sont environ la moitié moins fréquentes que les tumeurs malignes.

Les enchondromes de la cloison sont encore plus rares en réalité qu'en apparence, en effet plusieurs des observations semblent se rapporter à de simples hypertrophies

1. De Casabianca, thèse de Paris, 1876.

2. *Journ. Americ. med. assoc.*, et *Virginia med. Monthly*, 1890.

3. *Ann. des mal. de l'or., du lar. et du nez*, 1892.

de la cloison, hyperchondroses ou ecchondroses, bien plus qu'à des chondromes vrais : les observations de Richet, Morell-Mackenzie, Moldenhauer seules nous paraissent mériter ce titre.

Les tumeurs cartilagineuses de la cloison doivent former un groupe à part, en raison de leur nature et de leur siège. Elles sont le plus souvent constituées par du cartilage pur : elles se développent lentement, n'atteignent jamais un volume considérable. En raison de leur siège, elles n'entrent en connexion directe avec aucune région de la face ; elles ne sont en rapport qu'avec les voies aériennes qu'elles obstruent avant d'avoir pu déterminer des lésions graves ; par suite elles attirent rapidement l'attention des sujets qui les portent ; le diagnostic précoce est suivi d'une opération facile car on peut les circonscrire aisément et les extirper en totalité : pourtant Moldenhauer a eu une récidive.

Les enchondromes des fosses nasales ont moins rarement que ne le dit Morell-Mackenzie leur point d'implantation ailleurs que sur la cloison.

L'ethmoïde a été leur point de départ dans les cas de Paget, Verneuil, Moore, Morestin (Obs. IX-XII). Richet a présenté à la Société de chirurgie en 1864 un polype naso-pharyngien formé de tissu cartilagineux, développé chez une femme, qui paraissait s'être développé au niveau de l'ethmoïde ou à la base du crâne.

La paroi externe des fosses nasales était le siège initial de la tumeur dans le cas de Heurtaux et dans celui opéré par M. P. Berger (Obs. XIII, XIV).

La branche montante du maxillaire supérieur était le

point de départ dans les cas de Morgan, Langenbeck, Heath (Obs. XV-XVII) ; le sinus maxillaire dans ceux de Denucé, Heyfelder, Trélat-Dolbeau, Ohlemann (Obs. XVIII-XXI).

Enfin nous observons l'envahissement secondaire des fosses nasales : 1° par des tumeurs cartilagineuses du maxillaire supérieur dans les cas rapportés par Jourdain, Burger, Stanley, Collis, Billroth-Czerny, Kirmisson (Obs. XXII-XXVII) ; 2° par un enchondrome de l'orbite dans l'observation de Heath (XXVIII).

Pour être complet, il faut citer les cas rares où un enchondrome du naso-pharynx, né de l'apophyse basilaire de l'occipital, a envahi les fosses nasales ; il en était ainsi dans le cas observé par Max Muller (Obs. XXIX).

Morell Mackenzie qui cite l'observation de Max Muller comme le seul fait connu de tumeur cartilagineuse de la cavité naso-pharyngienne, en rapproche pourtant deux cas dans lesquels une tumeur primitivement fibreuse subit dans son entier la transformation cartilagineuse. Dans l'un d'entre eux, le malade, un garçon de 12 ans, mourut pendant que Samuel Cooper (1) lui donnait ses soins. La face était affreusement défigurée, le nez considérablement dévié à gauche, les yeux éloignés l'un de l'autre de 10 cent., le pharynx complètement rempli par la tumeur. Le malade n'y voyait plus de l'œil gauche et quelques jours avant la mort il fut pris de paralysie des membres inférieurs et de la vessie. A l'autopsie on trouva qu'une bonne portion de la tumeur avait la consistance du cartilage. Une partie

---

1. *Dict. of practical Surgery*, édité par Lane, Londres 1872, art. Polyp ·, vol. II, p 463.

grosse comme une orange avait pénétré dans la cavité crânienne et détruit le lobe antérieur de l'hémisphère cérébral gauche. Les os voisins étaient résorbés de sorte qu'il
fut impossible de découvrir l'insertion de la tumeur.

Le second cas est celui d'un garçon de 17 ans qui présentait depuis quelque temps les symptômes habituels des
polypes naso-pharyngiens. Il fut opéré par Le Dentu (1) :
la tumeur naissait de l'apophyse basilaire et présentait
toutes les apparences d'un fibrome ; la récidive eut lieu
12 mois après ; Le Dentu pratiqua une deuxième opération et enleva une *tumeur cartilagineuse* du volume d'une
datte qui était insérée au bord postérieur du vomer et envoyait des prolongements dans chacune des deux fosses
nasales. Derrière celle-ci, en connexion avec elle, il existait
une seconde masse cartilagineuse qui paraissait attachée à
la base du crâne : on ne crut pas nécessaire d'intervenir
pour cette dernière partie. Le malade paraît avoir guéri
complètement, mais on ne dit pas quelle fut la terminaison définitive.

Morell Mackenzie fait observer qu'après la première
opération l'examen microscopique ne fut pas fait, et
qu'il est possible, par conséquent, qu'on ait eu affaire à
un début d'enchondrome.

Nous devons noter dans ces cas (Müller, Cooper, Le
Dentu), le sexe masculin des sujets : leur âge : douze,
dix-sept et dix-neuf ans ; la marche envahissante de la
tumeur ; la récidive chez le sujet de M. Le Dentu ; enfin, la difficulté du diagnostic, avec les polypes nasopharyngiens.

1. Petit, thèse de Paris, 1881.

SYMPTOMES

L'évolution clinique des tumeurs cartilagineuses des
fosses nasales peut se diviser en quatre périodes :
1° période de début ; 2° période des troubles respiratoires ; 3° période des déformations ; 4° période de cachexie.

Première période. — Elle est caractérisée presque
uniquement par des phénomènes douloureux, maux de
tête et névralgies. Les fosses nasales sont très rarement
le siège de douleurs vives : leur apparition doit faire
supposer une affection grave, et en particulier un néoplasme.

Les douleurs dues à la compression des nerfs atteignent rapidement leur plus grande violence pour diminuer ensuite et disparaître quelquefois plus tard par
suite de la destruction des nerfs. L'irradiation des douleurs à la face (névralgies sus et sous-orbitaires), indique
la propagation de l'affection aux sinus frontaux ou maxillaires.

A. E. Durham a signalé comme symptômes de début
le coryza et les fréquents éternuements, mais nous n'a-
vons trouvé ces phénomènes mentionnés dans aucune
observation.

Un point capital à noter, c'est qu'on n'observe jamais

au cours de l'affection, à aucune de ses périodes, d'hémorrhagies spontanées.

Dans la seule observation de Morell Mackenzie (Obs.
VII), le malade présentait un écoulement fétide des
fosses nasales.

Deuxième période. — Bientôt apparaissent une sensation de plénitude, de corps étranger, dans la fosse nasale
qui est le siège de l'affection, un enchifrènement, une
gêne respiratoire qui va grandissant ; la voix est altérée,
nasonnée, l'odorat émoussé, puis aboli, du côté malade.

Lorsque l'obstruction des fosses nasales atteint un
certain degré, le malade ne respire plus que par la bouche, il dort la bouche ouverte et ronfle la nuit.

Par suite de la suppression de la respiration nasale,
l'air qui pénètre dans le larynx et les bronches est moins
humide, moins chaud, moins bien filtré qu'à l'état normal, et il peut en résulter des accidents inflammatoires
du larynx et des bronches, une prédisposition dangereuse
aux affections broncho-pulmonaires en général et à l'in-
fection tuberculeuse en particulier. La respiration buccale,
résultat de l'obstruction nasale, cause la carie dentaire,
dessèche la gorge, provoque des angines fréquentes. Enfin
il y a insuffisance respiratoire, par suite insuffisance de
l'hématose, qui altère profondément l'état général du sujet.

On observe souvent à cette période, quelquefois de très
bonne heure, des phénomènes de compression, soit des
voies lacrymales (canal nasal), qui se traduit par du larmoiement, de l'épiphora bientôt suivi de dacryo-cystite,
soit de la trompe d'Eustache, qui provoque des troubles de
l'ouïe.

Si on examine la tumeur à cette période de son évolution, on trouve une masse grisâtre, dure, élastique, immobile, qui obstrue la fosse nasale. Cette immobilité de la tumeur est un caractère important au point de vue du diagnostic : les enchondromes ont une large base d'implantation, ils ne sont jamais pédiculés, ne se déplacent pas sous le doigt ou l'instrument qui les explore, ni sous l'action du courant d'air respiratoire ; ils ne produisent jamais le bruit de drapeau caractéristique des polypes muqueux.

La muqueuse qui les recouvre est toujours saine, jamais ulcérée ; on n'observe ni suppuration, ni hémorrhagies spontanées : la tumeur ne saigne qu'à l'occasion d'une exploration un peu brutale, ou d'un attouchement fortuit, et ces hémorrhagies sont sans aucune importance.

Troisième période. — La tumeur dans son développement comprime, déplace les organes qui l'avoisinent, use, perfore les os ; elle bouleverse l'architecture de la face, produit des déformations horribles, détermine des lésions irréparables, des troubles fonctionnels graves et parfois mortels.

Non-seulement elle refoule la cloison, comble la fosse nasale opposée, envahit le sinus maxillaire, déforme la voûte palatine, effondre l'orbite, pénètre le sinus frontal, mais encore elle peut perforer la lame criblée de l'ethmoïde et atteindre le cerveau.

« Dans trois observations l'on trouve notés la perforation de la base du crâne et l'envahissement de la cavité encéphalique. Quoique deux de ces faits (Burger, Moore, Obs. XI et XXIII) n'appartiennent pas aux tumeurs cartilagineuses

proprement dites, et que le troisième . (Stanley, Obs.
XXIV) soit le seul exemple que nous possédions de chondro-sarcome positivement malin, il ne serait pas impossible, dit M. le professeur Berger (1), que des chondromes
bénins eux-mêmes arrivassent à déterminer la même lé-
sion, et il faudra toujours avoir présente à l'esprit cette
éventualité au moment de leur extirpation, si la tumeur
occupe l'orbite ou la partie supérieure des fosses nasales. »

L'aspect des déformations produites par les tumeurs
cartilagineuses des fosses nasales varie suivant le point
d'origine de la tumeur, suivant qu'elle occupe primitivement ou qu'elle envahit secondairement les fosses nasales,
et suivant la direction dans laquelle se développe la tumeur (orbite, sinus maxillaire).

« La tumeur développée dans les fosses nasales, dit
Morell Mackenzie, peut séparer les os du nez l'un de
l'autre, amener l'élargissement du nez, en même temps
qu'elle sépare les yeux et qu'elle repousse le globe ocu-
laire hors de l'orbite, déterminant ainsi cette difformité
hideuse à laquelle on donne le nom de face de grenouille
(frog face). »

Le globe de l'œil, chassé de la cavité orbitaire proémine au niveau de l'angle externe de cette cavité, et cet
exorbitisme rappelle suivant l'expression de Morestin,
l'œil pédiculé du homard (Obs. XII).

L'action mécanique exercée par la tumeur sur l'œil ou
sur les nerfs optiques (compression, élongation) peut

1 *Loc. cit.*, page 312.

amener la perte de la vision : pourtant la persistance de
la vue a été observée malgré l'élongation du nerf optique (Morestin), et dans le cas de Heurtaux la faculté vi-
suelle a pu se rétablir en partie après extirpation de la
tumeur.

« Le développement ultime de ces tumeurs, dit M. P.
Berger (1), est, moins qu'on ne le pourrait croire, sous
la dépendance de leur siège originel. A la vérité, les plus
nombreuses, celles du bord alvéolaire et de la face antérieure du maxillaire s'étendent d'abord en surface, font
bomber la joue, tomber les dents correspondantes, envahissent de proche en proche la voûte palatine ; celles qui
se développent à la branche montante du maxillaire supérieur ou à la face interne de l'orbite, produisent plutôt
que les autres l'exorbitisme ; celles du sinus maxillaire
distendent plus régulièrement ses parois et déterminent
les déformations communes aux diverses sortes de tumeurs de cette cavité ; mais au bout d'un temps plus ou
moins long, ces différences s'atténuent, et si l'on peut
noter que les chondromes de la face antérieure du maxillaire ont plus de tendance à recouvrir l'œil qu'à l'expul-
ser de son orbite, que ceux du bord alvéolaire et du sinus
envahissent plutôt les fosses nasales, perforent la voûte
palatine, remplissent le pharynx et la cavité buccale,
tous plus ou moins, quand ils ont acquis un grand développement, se présentent sous l'aspect dont les observations de Morgan (Obs. XV), de O'Shaughnessy, de Stanley (Obs. XXIV), nous montrent le degré le plus com-

1. *Loc. cit.*, p. 309.

plet. A cette période, la cavité buccale peut être envahie au point qu'il reste à peine un étroit passage pour les aliments sur les côtés de la tumeur, que le maxillaire inférieur ne peut se rapprocher du maxillaire supérieur, et parfois même est déjeté de telle sorte que le menton vient appuyer sur le sternum (O'Shaughnessy) ; les fosses nasales sont oblitérées ; la face est déformée par une tuméfaction colossale qui recouvre l'œil ou qui l'a chassé de l'orbite ; la région de la fosse zygomatique et la région parotidienne elles-mêmes peuvent être occupées par les prolongements de la tumeur (Gurdon-Buck) qui s'étend d'un sinus maxillaire à l'autre, et du nez dont la saillie normale a disparu, à la cavité naso-pharyngienne, où elle proémine. »

Quatrième période. — Les compresssions nerveuses provoquent des névralgies violentes qui entraînent l'insomnie et ses conséquences. La gêne respiratoire croissante cause un état asphyxique, que peuvent venir aggraver encore des complications fréquentes du côté des bronches et des poumons. L'alimentation elle-même est entravée quand la tumeur envahit la bouche. Il résulte de toutes ces causes un état cachectique grave auquel s'ajoute un état mental spécial, causé par les souffrances qui torturent le malade, la conscience qu'il a d'être un objet d'horreur et de dégoût et le désespoir d'arriver à la guérison. Enfin la mort vient, soit par suite de l'envahissement de la cavité crânienne, soit par asphyxie, soit du fait seul de la cachexie, soit du fait d'une complication.

MARCHE

La rapidité du développement des tumeurs cartilagineuses des fosses nasales est extrêmement variable.
Au point de vue de leur évolution, il y a lieu de distinguer
les chondromes ostéoïdes et les tumeurs cartilagineuses
mixtes des chondromes proprement dits.

Les faux chondromes présentent constamment une
marche rapide. Le développement des chondromes ostéoïdes observés par Dolbeau et Trélat (Obs. XX), Billroth et Czerny (Obs. XXVI), avait duré dix-huit mois dans
le premier cas, quatre mois seulement dans le second.

Le chondro-sarcome observé par Stanley entraîna rapidement la mort (Obs. XXIV), et dans le cas de Kirmisson, en un an la tumeur envahit la face antérieure des
deux maxillaires supérieurs, la fosse nasale droite et nécessita trois opérations (Obs. XXVII).

L'enchondrome myxomateux observé par Verneuil mit
six ans à acquérir le volume du poing (Obs. X), mais
dans ce cas il s'agit vraisemblablement d'un chondrome
pur ayant subi la dégénérescence myxomateuse. Enfin
dans le cas de chondro-myxo-sarcome opéré par M. le
professeur Berger (Obs. XIV) le début de l'affection ne
remontait qu'à quatre mois et demi.

Quant aux chondromes proprement dits, leur développement est le plus souvent très lent, mais si les uns évo-
luent avec une lenteur extrême, 17 ans dans un cas de

Heath (Obs. XVII), 16 ans dans le cas de Morgan (Obs. XV) ; d'autres présentent, au contraire, un accroissement fort rapide, un an dans les cas de Langenbeck (Obs. XVI), et de Denucé (Obs. XVIII) ; dans l'observation rapportée par Heyfelder (Obs. XIX), la tumeur avait en 22 mois atteint le volume de la tête d'un homme. On ne peut donc donner la lenteur de l'évolution comme un caractère constant de l'enchondrome. MM. Tillaux et Trélat, en 1868, ont rapporté à la Société de Chirurgie des cas d'*enchondromes purs* à développement rapide. M. Tillaux a observé chez un homme de 29 ans un enchondrome dont le point de départ était le bord alvéolaire du maxillaire supérieur, et qui en trois mois avait atteint le volume d'un œuf de poule. Il s'agissait d'un chondrome pur, mais d'une tumeur en pleine activité de développement, renfermant des éléments cellulaires à divers degrés de leur évolution, et surtout un très grand nombre de cellules embryonnaires.

« On peut donc résumer ce qui a trait à la marche des tumeurs cartilagineuses des fosses nasales, comme du maxillaire supérieur, en disant que les faux chondromes, chondromes ostéoïdes ou chondro-sarcomes, ont le plus souvent un développement rapide, tandis que l'évolution des chondromes proprement dits est généralement très lente ; et que l'on peut expliquer les cas où ils atteignent en peu de temps un grand volume par une puissance prolifératrice plus grande de leurs éléments cellulaires, n'impliquant en aucune façon une *malignité véritable* » P. Berger (1).

1. *Loc. cit.*, p. 312.

PRONOSTIC

« Le pronostic est favorable, dit Morell Mackenzie (1), si l'affection est reconnue au début, *car la tumeur n'a aucune prédisposition à récidiver*, une fois détruite ; mais si elle a acquis de grandes dimensions, avant le traitement, on comprend que la guérison ne puisse être effectuée sans une incision externe qui laisse après elle une cicatrice plus ou moins difforme. » — « Pronostic favorable, répète Moure (2) ; les *enchondromes ne récidivent pas ;* ce sont des tumeurs bénignes au premier chef. »

Cette opinion est absolument erronée. Non seulement les tumeurs cartilagineuses abandonnées à leur libre développement peuvent atteindre un volume qui les rende inopérables, déterminer comme nous l'avons vu des ravages considérables, et amener la mort mais encore, même opérées de bonne heure, elles récidivent souvent.

Dans l'observation de Morgan (Obs. XV), après une extirpation probablement incomplète, survint une récidive colossale qui entraîna la mort ; dans une observation de Heath (Obs. XVII), trois opérations successives furent suivies de trois récidives, et le sujet mourut d'érysipèle

1. *Loc. cit.*, p. 212.
2. *Loc. cit.*

après une quatrième intervention ; dans un autre cas de Heath (Obs. XXVIII) la tumeur non opérée causa la mort ; l'enchondrome observé par Heyfelder (Obs. XIX) entraîna la mort au bout de 22 mois ; le malade de Moore (Obs. XI) mourut au cours de l'opération : la mort est encore survenue dans les cas de Trélat-Dolbeau, Billroth-Czerny, Burger, Stanley ; il est vrai que ces observations concernent des chondromes ostéoïdes et des chondro-sarcomes, mais dans les quatre cas de Morgan, Heath et Heyfelder, il s'agissait de chondromes proprement dits.

A vrai dire, Morell Mackenzie et Moure visaient surtout les enchondromes de la cloison. « Le pronostic de l'enchondrome de la cloison ne paraît pas être grave, dit de Casabianca (1) ; dans tous les cas que nous connaissons l'opération semble avoir donné une guérison définitive : M. Richet n'a jamais observé de récidive. »

Les sept premières des observations réunies par nous semblent venir confirmer cette opinion ; mais comme nous l'avons déjà dit, plusieurs de ces observations se rapportent vraisemblablement à de simples hypertrophies cartilagineuses de la cloison et on ne peut sérieusement se fonder sur elles pour proclamer que les enchondromes de la cloison ne récidivent pas : d'ailleurs la récidive observée par Moldenhauer. (obs. VIII) vient ruiner cette assertion.

En définitive, sur 29 cas, nous en trouvons 9 terminés par la mort, et 5 où des récidives sont survenues, parfois multiples, et nous devons ajouter que dans beaucoup d'observations les suites sont inconnues.

1. *Loc. cit.* p. 61-62.

Déjà Dolbeau, en 1859, a signalé la récidive fréquente de l'enchondrome sur place après extirpation. Dans son mémoire sur les tumeurs cartilagineuses des mâchoires, il cite 8 cas d'enchondromes du maxillaire supérieur : sur ces 8 cas, l'affection a entraîné la mort une fois, sans opération ; 7 tumeurs ont été opérées : il y a eu 2 guérisons, 3 récidives, et 2 fois les suites ont été inconnues.

Sur les 31 cas de tumeurs cartilagineuses réunis par M. P. Berger, on compte 10 morts par choc opératoire, épuisement, asphyxie, érysipèle, etc..., des récidives presque toujours multiples dans 9 cas, et 4 fois seulement la guérison durable a été constatée, les autres malades n'ayant pu être suivis assez longtemps. La cause immédiate de ces récidives est le plus souvent dans l'opération trop ménagée à laquelle on a eu d'abord recours.

L'enchondrome constitue donc une affection grave, qui résiste aux efforts du chirurgien et déjoue les calculs de sa thérapeutique par des récidives fréquentes. On peut répéter à propos de l'enchondrome des fosses nasales ce que Dolbeau écrivait, en 1859, de l'enchondrome des mâchoires : « L'enchondrome se comporte le plus souvent à la manière des tumeurs bénignes, mais si jamais il n'attaque la constitution générale, on doit reconnaître que sa situation au voisinage d'organes importants (organes des sens, cerveau), que son développement envahissant, modifient singulièrement la bénignité de cette maladie. D'une manière générale, l'enchondrome vaut mieux que le cancer, mais quelquefois c'est une maladie fort grave et qui tue (1). »

1. Dolbeau, *Mémoires sur les tumeurs cartilagineuses des mâchoires,* 1859, p. 28.

Les tumeurs cartilagineuses doivent-elles donc être classées parmi les tumeurs malignes ?

Le chondrome le plus souvent est une tumeur bénigne : mais on sait depuis Otto, Scarpa, Cloquet, que certaines tumeurs chondromateuses sont trop souvent malignes ; c'est à celles-ci que ces auteurs donnèrent le nom de *cancer du cartilage* (1). « Le beau rêve de la bénignité du chondrome doit s'évanouir », a dit Virchow. En effet, si le plus souvent le chondrome reste une tumeur locale, il est capable néanmoins d'infecter le système lymphatique et le système veineux, et d'aboutir à une véritable généralisation : 18 cas en ont été réunis ; des métastases ont été constatées dans le poumon, la plèvre, le cœur, la rate, le grand épiploon, le foie, le cerveau, ou dans des os éloignés du siège primitif (2). Par suite on peut distinguer dans les chondromes deux formes cliniques : 1° une forme bénigne, avec une lenteur d'évolution extrême, où la tumeur met des années à acquérir un certain volume, et ne se généralise pas ; 2° une forme maligne, où l'accroissement est rapide, où les malades succombent souvent à la généralisation.

Si dans un certain nombre de cas les tumeurs cartilagineuses des fosses nasales ont présenté un accroissement rapide, des récidives, la généralisation n'a jamais été observée. En somme, les vrais caractères de la malignité font défaut chez elles. L'envahissement des tissus voisins par le néoplasme n'a jamais été constaté : l'accroissement de la tumeur est endogène ; on ne trouve pas dans son voi-

1. De Fortunet, Du cancer du cartilage, *Rev. de Chir.*, 1886, p. 400.
2. Quénu, *loc. cit.*, p. 400.

sinage de noyaux cartilagineux susceptibles de reproduire des tumeurs semblables à la tumeur primitive. « Si les tumeurs cartilagineuses usent et perforent les parois osseuses, pénètrent dans les cavités de la face et les distendent c'est le résultat de la pression mécanique qu'elles exercent ; elles restent toujours parfaitement circonscrites, et l'on peut même retrouver à leur surface les lamelles osseuses déjetées par leur accroissement graduel : la peau et les muqueuses qui les recouvrent restent toujours intactes quoiqu'elles puissent être distendues à l'extrême et les phénomènes d'ulcération y font constamment défaut » P. Berger (1).

Pas d'envahissement, pas d'ulcérations ; il n'y a pas non plus d'engorgement ganglionnaire, il n'y a pas de métastases à distance, et de généralisation. « Ces tumeurs ne présentent donc d'autre caractère clinique de malignité que *leurs récidives*, récidives indiscutables et même fréquentes. » P. Berger (2). Ces tumeurs ne présentent donc qu'une *malignité relative* qui résulte de leur évolution parfois rapide, et de leurs récidives fréquentes.

Ainsi « voici des tumeurs que l'examen histologique doit faire ranger parmi les tumeurs bénignes, tandis que trop souvent leur marche, et leur terminaison fatale leur communiquent les attributs d'une malignité relative. Il est vrai que cette impression est due bien souvent à l'insuffisance de nos moyens de diagnostic, et que la repullulation fréquente que l'on observe après l'ablation de ces

1. *Loc. cit.* p., 312.
2. *Loc. cit.* p., 313.

néoplasmes, caractère qui, plus que tous les autres, semble au premier abord impliquer leur nature maligne tient au défaut de l'intervention chirurgicale bien plus qu'à la propriété qu'aurait le tissu pathologique de se reprodnire après son extirpation complète. » P. Berger (1).

Le pronostic toujours très sérieux sera plus ou moins grave suivant le siège et le volume de la tumeur, suivant surtout sa constitution anatomo-pathologique ; et ici l'examen histologique est indispensable et doit être de règle absolue pour vérifier le diagnostic et établir le pronostic.

L'absence de membrane enkystante révèle un néoplasme mal limité, plus difficile à extirper, et qui présente par suite plus de chances de récidive. Plus le néoplasme s'écarte du cartilage normal, plus les cellules embryonnaires sont abondantes, plus la tumeur est maligne.

La rapidité du développement, sans impliquer une malignité véritable, rendra le pronostic très réservé. La malignité de la tumeur et la rapidité de son évolution sont en rapport avec la proportion d'éléments embryonnaires qu'elle renferme. Enfin il faut envisager la transformation posible d'un chondrome en chondro-sarcome.

Les chondromes ostéoïdes et les chondro-sarcomes sont des tumeurs franchement malignes.

1. *Loc. cit.* p. 294

DIAGNOSTIC

Le diagnostic de l'enchondrome des fosses nasales est difficile à toutes les périodes de son évolution. Pourtant l'étude attentive des phénomènes cliniques et des caractères de la tumeur permettra généralement d'éliminer le plus grand nombre des affections des fosses nasales qui pourraient prêter à confusion.

En effet, si la plupart de ces affections offrent des symptômes qui leur sont communs avec les enchondromes, elles ont aussi des signes caractéristiques qui leur sont propres, et on pourra souvent par exclusion atteindre à un diagnostic précis. Dans l'incertitude, l'examen histologique, toujours possible, d'une parcelle de la tumeur, lèvera tous les doutes.

La marche de la tumeur, quand elle est lente, la conservation de la santé, l'absence d'engorgement ganglionnaire, d'ulcérations, d'écoulements séreux ou purulents, fétides, l'absence d'hémorrhagies autoriseront le plus souvent à éloigner l'idée de cancer.

Sous le nom de cancer des fosses nasales, on a décrit tantôt des épithéliomes, tantôt des sarcomes, plus souvent des tumeurs mixtes (épithélio-sarcomes) : quand au carcinome primitif des fosses nasales, M. Terrier, MM. Cornil et Ranvier considèrent qu'il n'en existe pas d'exemple authentique. Les sarcomes sont rares ; ils se développent sur tous les points des fosses nasales principalement sur la cloison. Les tumeurs malignes n'ont pas la consistance, la dureté de l'enchondrome ; elles se développent plus rapidement ; elles saignent beaucoup plus facilement ; elles s'accompagnent, surtout à une période avancée, d'engorgement des ganglions.

D'après certains auteurs, ces signes classiques des tumeurs malignes pourraient faire défaut aux tumeurs malignes épithéliales développées dans les fosses nasales. Elles affectent souvent une marche assez lente : Schmiegelow (1) a montré que le carcinome du nez se développe plus lentement que le sarcome, et il a signalé l'absence d'infiltration ganglionnaire. Dreyfuss (de Strasbourg), dans une étude sur les tumeurs malignes épithéliales des fosses nasales (2), a insisté sur la rareté des hémorrhagies spontanées au cours du carcinome nasal, fait en contradiction avec les données classiques, et il a signalé également la rareté de l'engorgement ganglionnaire. Le sarcome, au contraire, saigne facilement, au moindre contact, et ces hémorrhagies sont abondantes.

En somme, le sarcome est la plus fréquente des tumeurs malignes des fosses nasales : on peut le rencontrer chez les enfants (3), et son développement est rapide : si les troubles fonctionnels qui l'annoncent, n'ont rien de particulier, la constatation d'épistaxis fréquentes et abondantes éloignera de suite l'idée d'enchondrome.

1. *Rev. mens. de laryng.*, 1885.

2. *Arch. inter. de lar.*, 1892.

3. A. Bliss. *New-York med. journ.*, 1896, n° 921.

Le myxo-sarcome des fosses nasales (1) se caractérise par une marche rapidement extensive, envahissante ; comme le chondrome il détermine des phénomènes de compression, refoule les os, disloque les articulations, ne s'infiltre pas dans les tissus voisins, n'altère pas les téguments sus-jacents, mais il saigne abondamment par le moindre traumatisme.

Le lymphadénome des fosses nasales (2) paraît par son allure rapide devoir être considéré comme un néoplasme malin : symptomatiquement il se présente comme une tumeur dure, grisâtre, irrégulière, obstruant complètement la narine, mais ne provoquant ni douleurs, ni déformations du squelette ; il saigne au moindre contact, s'accompagne d'hémorrhagies spontanées particulièrement fréquentes, et dans l'intervalle d'un écoulement fétide. Il est impossible de confondre le lymphadénome avec l'enchondrome, mais le diagnostic avec le sarcome ne pourra être fait que par le microscope.

On peut rencontrer dans les fosses nasales des néoformations tuberculeuses (3) volumineuses simulant de vraies tumeurs. Les antécédents héréditaires et personnels du malade, la constatation de lésions tuberculeuses coexistantes pourront faire soupçonner la nature de l'affection. L'aspect de la tumeur tuberculeuse est souvent presque identique à celui d'un néoplasme vrai : elle s'ac-

1. Dupont. *Thèse de Lyon*, 1895

2. De la Barrière. *Thèse de Bordeaux*, 1896.

3. Cartaz, *De la tuberculose nasale*. Paris, 1887.

Gourdiat. *Prov. méd.*, 26 sept. 1896, et *Rev. des maladies cancéreuses*, 1897, p. 67.

compagne rarement d'hémorrhagies abondantes, tenaces
et récidivantes, mais on trouve parfois des ganglions
engorgés, et le seul moyen certain pour établir le diagnostic de pseudo-néoplasme tuberculeux, c'est l'examen histologique et l'épreuve d'inoculation.

Les tumeurs syphili iques des fosses nasales débutent
par le squelette et n'atteignent la muqueuse que plus
tard : elles s'annoncent par de la céphalée, des douleurs
faciales névralgiformes, bientôt suivies de phénomènes
qui attirent l'attention du côté des fosses nasales : enchifrènement, catarrhe nasal, diminution de l'odorat, gêne
respiratoire. Plus tard la sécrétion nasale prend une
odeur infecte, devient purulente et sanguinolente, ce qui
doit éveiller l'idée de syphilis. Dans les cas rares où
le diagnostic serait hésitant, l'essai du traitement spéci-
fique résoudra le problème.

Les polypes muqueux (myxomes) sont les plus fréquentes des tumeurs des fosses nasales. Ils se rencontrent
surtout dans l'âge adulte et plus souvent chez l'homme
que chez la femme. A côté de symptômes communs aux
autres tumeurs des fosses nasales, coryza chronique,
éternuements, enchifrènement, douleurs, puis obstruction, gêne respiratoire, diminution de l'odorat, larmoiement, troubles auditifs, ils présentent des symptômes
spéciaux qui n'appartiennent jamais aux tumeurs cartilagineuses. Les polypes muqueux provoquent une secré-
tion abondante, muqueuse ou muco-purulente, qui peut
être mêlée de sang ; en se mouchant le malade provoque
souvent des épistaxis, mais les polypes saignent peu tant
qu'on ne cherche pas à les arracher. Ils sont très hygro-

métriques ; les symptômes d'obstruction suivent les varia-
tions de l'humidité atmosphérique, déterminent une gêne
plus grande par les temps humides que par les temps
secs. Enfin, pédiculés et très mobiles, ces polypes flottent
dans les cavités nasales, et déterminent au passage de
l'air un bruit caractéristique, *bruit de drapeau*. A l'examen des fosses nasales on découvre une masse molle, de
consistance gélatinoïde, d'une couleur blanc grisâtre, un
peu mobile, plus apparente à l'expiration ou si l'on fait
souffler le malade. Les polypes muqueux s'insèrent habituellement sur la paroi supérieure et antérieure des fosses nasales, ou sur la paroi externe, surtout au niveau du
cornet moyen, plus rarement sur le cornet inférieur ; on
ne les trouve jamais sur la cloison : « Si la tumeur est si-
tuée sur la cloison, on peut être à peu près certain qu'il
ne s'agit pas d'un polype muqueux ; il est possible
de se prononcer par avance pour ainsi dire et sans autre
examen contre cette idée ». Kirmisson (1).

En présence d'une tumeur ayant la cloison pour siège,
on pensera d'abord à une tumeur maligne ; en effet les tumeurs les plus souvent observées, les mieux connues de la
cloison sont les tumeurs malignes (2), épithéliome, sarcome
et carcinome : nous avons vu sur quels caractères se fon-
dera le diagnostic. Quant aux abcès, aux hématomes, aux
kystes séreux de la cloison, nous croyons inutile d'insis-
ter sur leurs symptômes. Le mode d'implantation des enchondromes, leur consistance, leur insensibilité et leur

1. *Gaz. des hôp.*, 1880, p. 19.

2. Gouguenheim, Hélary, Michel-Dansac. Garel et Collet, *Ann. des mal.
de l'or.*, 1893.

siège, quand il s'agit d'enchondromes de la cloison, ne permettent guère de les confondre qu'avec la déviation de la cloison, mais dans les cas de déviation de la cloison, à la saillie simulant une tumeur correspond une dépression dans la fosse nasale opposée, et le diagnostic ne peut être hésitant. Ces déviations de la cloison s'accompagnent souvent d'une hypertrophie du cartilage qu'il ne faut pas confondre avec l'enchondrome, et on devra se souvenir que ces déviations avec épaississement du cartilage de la cloison coïncident presque toujours avec des végétations adénoïdes, pour rapporter à leur véritable cause les troubles fonctionnels que l'on pourrait observer.

Les polypes fibreux naso-pharyngiens s'observent presque exclusivement dans le sexe masculin, entre 15 et 22 ans ; mais on en a observé chez la femme, et chez elle à tout âge.

Les symptômes de début, les troubles fonctionnels, les déformations qui résultent de l'accroissement de la tumeur forment un tableau clinique presque identique à celui que nous avons tracé de l'enchondrome des fosses nasales. Le diagnostic sera donc difficile ; mais le plus souvent on pourra reconnaître l'enchondrome à son siège, à sa consistance et à sa fixité, à l'absence d'hémorrhagies. Les polypes naso-pharyngiens naissent de l'épais trousseau fibreux qui recouvre la face inférieure de l'apophyse basilaire de l'occipital, et le toucher pharyngien permet de reconnaître leur point d'implantation basilaire, tandis que l'enchondrome occupe franchement la cavité des fosses nasales ; pourtant dans le cas de Max Muller (Obs. XXIX) l'enchondrome avait l'apophyse basilaire pour point de départ.

L'immobilité absolue de la tumeur et sa dureté sont de bons signes de différenciation avec le fibrome, car les tumeurs de cette espèce, même quand elles sont parvenues à un développement extrême présentent toujours un certain degré de mobilité et d'élasticité (Heurtaux).

Mais le meilleur signe différentiel, c'est l'existence d'hémorrhagies : dans les polypes naso-pharyngiens les hémorrhagies sont précoces, fréquentes et abondantes ; dans les enchondromes elles sont exceptionnelles.

Il sera plus difficile encore de distinguer l'enchondrome des polypes fibreux d'origine nasale. Les polypes fibreux des fosses nasales (1) sont extrêmement rares, confondus par presque tous les auteurs avec les polypes naso-pharyngiens ; ils constituent cependant un groupe à part : on les observe dans la jeunesse, chez la femme aussi bien que chez l'homme ; leur marche est bénigne. Ils diffèrent des polypes naso-pharyngiens par leur point d'origine, des enchondromes parce qu'ils sont pédiculés.

Les tumeurs adénoïdes sont une affection particulière à la jeunesse (5 à 25 ans) ; elles se traduisent par des troubles de la respiration et de la phonation, mais le diagnostic n'offre pas de difficultés, et on ne pourra en aucun cas les confondre avec une tumeur cartilagineuse nasale ou naso-pharyngienne.

Les ostéomes des fosses nasales sont rares. : on les observe dans le jeune âge, chez l'homme et chez la fem-

1. Mermet. *Soc. anat.*, 1894.

me : leur développement est lent ; ils ne déterminent d'abord que de l'enchifrènement, de la tendance aux épistaxis, plus tard des phénomènes d'obstruction, de compression, des douleurs et des déformations. Ce qui les différencie des enchondromes c'est leur dureté « supérieure à celle de l'ivoire » (Duplay) : les instruments s'émoussent à leur surface sans les entamer, tandis qu'une aiguille pénètre facilement une tumeur cartilagineuse ; la facilité de la pénétration opposée à la dureté que présente la tumeur à la pression du doigt révèle l'enchondrome.

Les angiomes vrais des fosses nasales sont très rares : des épistaxis graves, à répétition, suffisent à éloigner l'idée de chondrome ; de plus des battements et des mouvements d'expansion, synchrones à la systole cardiaque, peuvent exister. La piqûre la plus fine, faite à la tumeur, occasionne un écoulement sanguin qui n'a aucune tendance à s'arrêter : dans le doute on sera très sobre de manœuvres pouvant provoquer une hémorrhagie redoutable.

Les papillomes des fosses nasales siègent surtout sur la muqueuse qui tapisse le méat inférieur et sur la face inférieure du cornet inférieur. Ils sont généralement petits, mais atteignent quelquefois un volume assez considérable pour constituer une véritable tumeur : leur surface est mamelonnée, leur consistance blanc grisâtre ou rosée rappelle celle des polypes muqueux, leur consistance est élastique ; ils donnent lieu à un suintement séro-purulent et à des hémorrhagies au moindre attouchement, et si leur diagnostic est délicat, il est cependant difficile de les confondre avec une tumeur cartilagineuse.

Les rhinolithes siègent sur le plancher des fosses nasales, contre la cloison ou dans les méats moyen et inférieur ; leur forme est le plus souvent irrégulièrement ovoïde ; leur volume est parfois assez considérable ; ils ont une couleur grisâtre ou noirâtre ; leur consistance assez grande à la surface, friable au centre, peut cependant atteindre une telle dureté qu'on ne puisse les broyer, même avec un marteau. Les rhinolithes déterminent l'obstruction d'une fosse nasale, de la gêne respiratoire, de la diminution de l'odorat, une anosmie parfois complète, fréquemment des troubles auditifs, des douleurs gravatives, profondes, des migraines, des névralgies faciales, des troubles réflexes variables, toux, éternuements, vertiges, vomissements : ils donnent rarement lieu à des déformations du nez. L'élément capital du diagnostic est fourni par la modification de la sécrétion nasale unilatérale ; sécrétion fétide, abondante, muqueuse, muco-purulente ou franchement purulente, parfois striée de sang : la fétidité de cette sécrétion rappelle l'ozène, mais la rhinite atrophique à une odeur caractéristique (Trousseau), elle est bilatérale, ne s'accompagne pas d'un écoulement muco-purulent sanieux et continu comme dans le cas de rhinolithe. Enfin l'examen rhinoscopique permet d'apercevoir « entouré et plus ou moins caché par un bourrelet muqueux, un corps grisâtre ou noirâtre qui est le corps étranger : un stylet armé de boulettes de coton, permet d'enlever le pus ou les grumeaux caséeux qui le recouvrent et qui empêchent de le distinguer avec netteté : l'importance de cet examen avec le stylet est énorme ; sur le rhinolithe cet instrument donne un son mat et sec ;

il permet en outre, de se rendre compte de sa friabilité, de sa mobilité, de ses dimensions » Gérard Marchant (1).

« Le rhinosclérome (Hébra) est caractérisé par l'apparition de tumeurs dures ou plutôt de nodosités muqueuses aplaties ou saillantes, isolées ou confluentes, tantôt lisses, tantôt colorées en rouge brun et vascularisées. Ces nodosités, séparées par des fissures, secrétant un liquide jaunâtre qui peut se concréter, offrent une dureté cartilagineuse, comparée encore à celle de l'ivoire » Gérard-Marchant (2). L'affection née dans les fosses nasales ou les narines, s'étend de là vers le larynx, les lèvres, en déterminant l'atrophie des tissus lésés, des rétrécissements, des oblitérations des voies respiratoires et digestives.

Le coryza caséeux (Duplay) est une affection caractérisée par l'accumulation dans l'intérieur des fosses nasales d'une matière caséeuse analogue au contenu de certains kystes sébacés, qui peut former des masses assez considérables pour obstruer les fosses nasales et déformer le visage. « Cette affection débute généralement par les signes d'une inflammation franche, qui aboutit au bout d'un certain temps à la formation d'un abcès. L'existence d'une rhinite fétide a toujours été signalée, et les malades sont tourmentés par une sécrétion séro-purulente abondante et fétide, mêlée souvent à des grumeaux caséeux. A une seconde phase de la maladie, les signes d'obstruction des fosses nasales augmentent ; une perte de l'odorat plus ou moins complète survient ; la joue commence à se déformer du côté de l'aile du nez et surtout au voisinage du

1. *Traité de Chir.*, IV, p. 820.
2. *Traité de Chir.* IV, p. 792.

grand angle de l'œil. Plus tard cette déformation des traits peut devenir aussi considérable que dans les tumeurs de la plus mauvaise nature : l'œil est projeté en dehors et en haut ; il y a de la diplopie, du strabisme ; la joue est refoulée en avant, le nez dévié du côté sain, sa cloison plus ou moins déjetée complètement. La peau participe à l'inflammation des parties profondes ; elle est rouge, luisante, épaissie, molasse et fluctuante sur certains points. Presque toujours à un certain moment, il se fait de véritables poussées aiguës phlegmoneuses, pendant lesquelles la tumeur grossit très rapidement, devient le siège de douleurs intolérables, d'élancements et de battements profonds dans la région orbitaire, et souvent se perfore en plusieurs points qui deviennent fistuleux. En même temps, il existe toujours des signes généraux graves, de la fièvre, de l'anorexie, bref tous les caractères des tumeurs malignes. Les symptômes physiques sont souvent obscurs. Il est des cas, en effet, où l'examen des fosses nasales ne fait rien découvrir d'anormal, mais on aperçoit habituellement une masse volumineuse, empiétant sur la cavité des narines, et l'obstruant plus ou moins complètement. Elle est d'apparence blanchâtre, charnue, simulant parfois un polype, mais plutôt un encéphaloïde par sa consistance lardacée et mollasse. Si l'on vient à introduire un stylet par l'orifice des fistules, on n'arrive pas sur des os nécrosés, mais on traverse une matière molle comme butyreuse, ne donnant pas ou presque pas de sang à l'exploration. C'est là un signe important, car le cancer qui donne presque la même sensation, saigne toujours abondamment. Lorsque la tumeur fait saillie presque sous la peau, la palpation directe fournit des renseignements précieux. En effet, il est possible, en exerçant une pression un peu brusque, de refouler la matière caséeuse, et de la sentir s'écraser sous le doigt, en même temps qu'on la voit s'échapper par l'orifice des fistules. C'est là un signe presque pathognomonique ». Duplay.

En résumé, le diagnostic des tumeurs chondromateuses des fosses nasales repose sur des symptômes positifs et sur des symptômes négatifs : phénomènes douloureux, obstruction des fosses nasales, gêne respiratoire, altération de la voix et de l'odorat, épiphora, dacryocystite, consistance dure, élastique, contrastant avec la pénétration facile d'une aiguille à acupuncture, immobilité de la tumeur, d'une part ; absence d'engorgement ganglionnaire, d'ulcérations, d'écoulement séreux, purulent, ou fétide, d'hémorrhagies, de fistules, d'autre part.

Le diagnostic devra, autant que possible, se compléter par la détermination du point d'implantation de la tumeur, de son volume, de ses rapports, des lésions qu'elle a déterminées, des adhérences qu'elle a pu contracter. Le diagnostic clinique sera contrôlé par l'examen microscopique : le diagnostic histologique de la variété à laquelle appartient la tumeur cartilagineuse est très important au point de vue du pronostic et ne doit jamais être négligé.

THÉRAPEUTIQUE.

Les tumeurs cartilagineuses des fosses nasales constituent une affection grave par les troubles fonctionnels, les déformations et les lésions qu'elles déterminent et qui peuvent entraîner la mort. On ne peut donc les abandonner à leur évolution naturelle.

Le traitement médical est d'action nulle.

L'électrolyse nous paraît devoir être rejetée, car elle fait perdre un temps précieux, si elle ne guérit pas.

Le traitement chirurgical est le seul utile, le seul qui puisse donner des guérisons, et des guérisons définitives à condition que l'intervention soit précoce et large ; il ne faut pas qu'elle laisse derrière elle un atome de tissu morbide, sans quoi elle sera suivie souvent de récidive. Toutes les interventions ménagées, les ablations partielles sont inutiles : il faut d'emblée et de bonne heure pratiquer l'*exérèse totale du néoplasme*.

Il faut opérer aussi tôt que possible, car moins grosse est la tumeur, moins graves sont les lésions, moins considérables sont les délabrements que l'opération nécessite, plus facile il est d'extirper la totalité de la tumeur, et par suite moins grandes sont les chances de récidives.

Le succès sera d'autant plus facile et d'autant plus certain qu'on agira de bonne heure. « Il semble, dit Dol-

beau (1), que dans les tumeurs périostales l'ablation soit
insuffisante, et qu'il faille enlever la partie de l'os qui suppor-
te la tumeur. On peut tenter l'ablation des petites tumeurs
nées du périoste, en ayant soin de ruginer l'os : dans
tous les autres cas, ce sont des résections osseuses plus
ou moins étendues qui doivent être pratiquées. »

« Dans les cas où l'ablation d'un chondrome vrai a été
suivie de récidive, dit M. P. Berger (2), nous voyons
que l'opération pratiquée avait été une opération parci-
monieuse, une résection partielle ou une simple énucléa-
tion de la tumeur. Un seul d'entre eux fait exception,
celui de Morgan (Obs. XV), où le mal se reproduisit
après l'extirpation du maxillaire entier; et encore peut-
on se demander si celle-ci avait été bien complète, puis-
que l'auteur dit lui-même que la nature spongieuse de la
tumeur permit à la scie de l'entamer aisément. Quoi qu'il
en soit, ce ne fut qu'au bout de sept ans que Lochland
Shiel, le sujet de cette observation, vint succomber à
Guy's Hospital, où l'on conserve encore aujourd'hui le
squelette de sa face, déformée par la récidive.

L'exemple le plus frappant de ces opérations insuffi-
santes nous est donné par les observations de Fergusson
et de Santesson. Dans la première on avait d'abord résé-
qué le bord alvéolaire où s'était développé le chondrome;
puis, celui-ci ayant envahi l'antre d'Highmore, le maxillaire supérieur avec l'os malaire furent enlevés; peu
après, une nouvelle récidive s'étant manifestée au niveau
de l'apophyse ptérygoïde, il fallut l'extirper à nouveau.

1. *Loc. cit.*, page 29.
1. *Loc. cit.*, p. 314.

Partridge, assistant à la communication qui fut faite de
ce cas à la Société pathologique de Londres, fit observer avec raison que, si une nouvelle repullulation se
produisait, il faudrait l'attribuer à l'ablation incomplète
du mal et non à la nature même du produit pathologique.

Dans l'observation publiée par Santesson, le chondrome
s'étant développé primitivement à la voûte palatine, on
enleva d'abord une partie de celle-ci ; deux ans après, il
fallut en réséquer la totalité ; mais déjà une partie de la
tumeur adhérait à la base du crâne : elle dut être aban-
donnée, et, au bout de huit mois, l'on pratiquait la résection partielle du maxillaire supérieur, suivie à six mois
de distance de l'extirpation du reste de cet os et de la
résection partielle de son congénère ; enfin, bientôt on
était réduit à retrancher une partie de la tumeur dont le
volume menaçait d'asphyxier le malade, qui succombait
néanmoins à ce genre de mort au bout de deux mois.
Ces détails indiquent clairement le mode de production
des récidives en question : le chirurgien n'osant se por-
ter d'emblée bien au-delà des limites du mal, n'avait
fait qu'une ablation incomplète, dont l'effet avait bien
plutôt été d'activer le développement du néoplasme ; et
plus tard il s'était vu réduit à poursuivre par des opérations successives une repullulation qui le gagnait en
quelque sorte de vitesse (1). Si l'on met en regard de
ces cas ceux où la résection totale du maxillaire supérieur a été faite d'emblée, ceux de Gensoul, de Denucé,

1. Voir encore l'observation de Jeannet, rapport par M. P. Berger, *Soc.
de Chir.*, 21 juillet 1886.

de Collis, de Mapother, d'Ohlemann, on voit qu'ils ne furent pas suivis de récidive, et l'on peut conclure que celle-ci provient le plus souvent d'une ablation incomplète du mal, due à une opération trop restreinte. Ici, néanmoins, une objection d'une certaine importance s'élève ; parmi les faits donnés comme des exemples de guérison, il en est beaucoup qui n'ont été suivis que quelques mois après l'opération prétendue curative, et sur la valeur desquels ne nous éclaire que trop le cas si souvent invoqué de Morgan, où la récidive survint des années après la résection totale du maxillaire. »

« Une règle, d'apparence paradoxale, domine la chirurgie des tumeurs malignes du nez, dit Lermoyez (1) ; c'est que l'intervention doit être d'autant plus large et énergique que la tumeur est plus petite, plus limitée. » C'est cette règle qu'il faut adopter dans la thérapeutique des tumeurs cartilagineuses des fosses nasales.

1. *Thérap. des mal. des fosses nasales*, 1896, t. II, p. 37.

CONCLUSIONS

1º De l'étude attentive des symptômes résulte la possibilité du diagnostic clinique des tumeurs cartilagineuses des fosses nasales.

2° Ces tumeurs, quoiqu'elles ne possèdent pas les vrais attributs de la malignité, constituent une affection extrêmement grave ; leur évolution naturelle produit des lésions irréparables, et peut se terminer par la mort.

3° Les récidives sont fréquentes pour les chondromes proprement dits comme pour les chondromes mixtes. Les premiers ne paraissent pas se reproduire quand l'extirpation en a été faite d'une manière complète. Les chondromes mixtes ont une tendance beaucoup plus grande à la récidive, même après les opérations très largement conduites.

4° Une intervention chirurgicale précoce ayant pour résultat *l'ablation totale* de la tumeur peut seule assurer la guérison.

OBSERVATIONS

Observation I

Tumeur cartilagineuse de la cloison. Erichsen, *The Lancet*, 1864, II, p. 153.

Jeune homme : Tumeur occupant le côté droit de la cloison, faisant saillie dans la narine droite, repoussant la cloison à gauche ; voix altérée, respiration par le nez impossible. Ablation de la tumeur par dissection à travers la narine : elle s'attachait à la portion osseuse et à la portion cartilagineuse de la cloison ; elle était dans sa partie supérieure traversée par une épine osseuse. Guérison.

Observation II

Tumeur cartilagineuse de la cloison. Bryant, *The Lancet*, 1867, II, p. 225.

Garçon, 9 ans : Tumeur de la grosseur d'un gros pois sur la marge de la cloison, dans la narine gauche, manifestement adhérente à la cloison ; durée, 6 mois. Ablation, guérison.

Observation III

Tumeur cartilagineuse de la cloison. Bryant, *The Lancet*, 1867, II, p. 225.

Garçon, 9 ans : Obstruction graduelle de la narine droite par une tumeur lisse, très dure, grosse comme la moitié d'une noisette : début dans la première enfance. Excision, guérison.

Observation IV

Tumeur cartilagineuse de la cloison. Ure, cité par Durham, *in Holmes
System of Surgery*, 2ᵉ édit., Londres, 1870, p. 319.

Jeune homme, 18 ans : La tumeur, dont l'origine remontait à la
première enfance, s'attachait à la cloison et au plancher des fosses nasales, obstruant le méat inférieur du côté droit. Opération,
guérison sans récidive.

Durham a observé un cas semblable à Guy's hospital, en 1866.

Observation V

Enchondrome de la cloison. Devalz. *Gaz. méd. de Bordeaux*, 1873, p. 105.

Enfant, 12 ans : tumeur dure, globuleuse, arrondie, immobile,
implantée dans la narine droite à l'union du bord antérieur du
cartilage de la cloison avec la sous-cloison : obstruction complète de la narine droite, épistaxis, coryza, enchifrènement, voix
nasonnée, respiration buccale. Excision, guérison sans récidive.
La tumeur était formée d'un tissu dur, d'un blanc bleuâtre opalin,
d'une apparence nettement cartilagineuse.

Observation VI

Fibro-chondrome de la cloison. Observation recueillie par Ramonède dans
le service de Richet : de Casabianca, thèse Paris, 1876, p. 59.

Petite fille de 10 ans : Tumeur lisse, arrondie, de consistance
cartilagineuse, d'aspect grisâtre, du volume d'une noisette : ni

douleurs, ni épistaxis ; origine traumatique. Excision de la tumeur avec la portion de la cloison qui la porte.

Examen histologique : chondrome avec cellules embryonnaires en voie de prolifération active ; nulle part de vaisseaux sanguins ou de lymphatiques ; la muqueuse qui recouvre la tumeur est parfaitement saine.

Observation VII

Enchondrome de la cloison. Morell Mackenzie. *Traité des maladies du nez*, 1887.

Fillette, 13 ans : Écoulement fétide des fosses nasales depuis deux ans. Saillie très marquée qui occupe la moitié de l'espace compris entre l'angle interne de l'œil et le bord supérieur du fibro-cartilage de l'aile du nez, à droite. Tumeur arrondie occupant la fosse nasale droite, très solidement attachée. rouge pourpre, légèrement ulcérée sur sa partie externe, remplissant complètement la fosse nasale : origine sur la partie supérieure et postérieure de la cloison cartilagineuse. Une aiguille pénètre la tumeur sans trop de difficulté, et n'amène qu'une hémorrhagie légère.

Ablation, guérison.

L'examen microscopique révèle que la partie centrale de la tumeur est presque entièrement composée de cartilage, mais à la circonférence il existe des faisceaux de fibres blanches et un petit amas de tissu jaune élastique. Elle paraît avoir été primitivement recouverte d'une enveloppe fibreuse qui plus tard a été détruite par places par ulcération.

Observation VIII

Enchondrome de la cloison. Moldenhauer (de Leipzig), *Traité des maladies des fosses nasales,* 1888, p. 166.

Son point de départ était sur la portion cartilagineuse de la cloison ; il s'était accru des deux côtés, gagnant le plancher des fosses nasales, et formait une tumeur considérable. Il s'agissait d'un garçon de café, de 25 ans, qui avait remarqué que l'aile gauche de son nez et la partie avoisinante de la lèvre supérieure grossissaient peu à peu ; il respirait difficilement par le nez, et cette grosseur le gênait beaucoup pour son métier, parce qu'elle le défigurait. La tumeur reposait, par sa base à limites plutôt diffuses, sur le plancher de la fosse nasale gauche, et sur la partie antérieure et inférieure de la cloison ; elle était dure, insensible, bosselée. Pour l'enlever, Molhenhauer dut fendre la lèvre supérieure, et élargir l'orifice nasal gauche en détachant l'aile du nez par une incision dans le pli naso-labial. Avec les ciseaux et le bistouri, il détacha la tumeur, qui se laissa séparer difficilement de la couche sous-jacente. L'hémorrhagie fut abondante. La tumeur était formée dans sa totalité par du tissu cartilagineux.

Récidive six mois après, du côté de la fosse nasale droite. Moldenhauer en pratiqua l'ablation de la même façon.

Observation IX

Enchondrome ayant son point de départ sur l'ethmoïde, ayant envahi consécutivement les maxillaires supérieurs. Paget, 1853, cité par Heyfelder . P. Berger. *Tumeurs cartilagineuses du maxillaire supérieur, Bul. et Mém. de la Soc., de Chir. de Paris*, 1885.

Observation X

Enchondrome myxomateux des fosses nasales. Verneuil, 1868. Thèse de Baudrimont, 1869, p. 44.

Garçon de 11 ans ; début à 5 ans. Oblitération complète des fosses nasales, exorbitisme, abaissement de la voûte palatine ; jamais d'hémorrhagies. La tumeur avait les cellules ethmoïdales pour point de départ.

Observation XI

Cranio-facial enchondroma. Moore. Path. transactions, 1868, 3 mars, vol. XIX, p. 332 et 341.

Homme adulte. Point de départ : ethmoïde. Déformation de toute la face ; double exophthalmie, pénétration dans le crâne. Ablation : mort pendant l'opération.

« Rien, dit M. P. Berger (1), rien dans la description anatomique du produit pathologique, qui était constitué par du myxome
ossifiant, ne vient justifier le titre que Moore a mis en tête de sa
communication ».

Observation XII

Enchondrome des fosses nasales. Morestin. *Soc. anat.* 1888.

Marie P..., 15 ans. En 1881, polype fibro muqueux, implanté
à la partie supérieure de la fosse nasale du côté gauche, traité par
des flèches de pâte de canquoin. La tumeur prolifère à nouveau,
en 1888, envahissant toutes les cavités de la face. Toute la face
est horriblement difforme. Dans la région du sinus maxillaire gauche, il existe une tumeur considérable qui fait saillie surtout au
niveau du sillon naso-génien et de la fosse canine. Elle offre au
moins le volume d'un poing d'adulte, et s'étend depuis la crète
nasale jusqu'à 3 cent. au devant du conduit auditif externe ; et
dans le sens vertical, depuis la racine du nez jusqu'à l'arcade
dentaire qu'elle déprime. En haut, la tumeur a comblé l'orbite et
pénétré dans le sinus frontal qu'elle fait saillir sous la peau. L'œil
gauche est fortement repoussé en haut, en dehors et en avant.

Le globe de l'œil, chassé de la cavité orbitaire, proémine au
niveau de l'angle externe de cette cavité, et cet exorbitisme rappelle l'œil pédiculé du homard. La vision est relativement peu
troublée malgré l'élongation du nerf optique : conjonctivite, épiphora. La fosse nasale gauche est complètement obstruée, la droite
à peu près oblitérée.

1 . *Loc. cit.*, p. 299.

La tumeur est arrondie, lisse, présente çà et là quelques bosse-lures. Sa dureté est considérable ; pourtant elle se laisse un peu déprimer sur toute sa surface quand on appuie fortement ; elle donne alors une sensation d'élasticité tout à fait spéciale. La peau est saine ; sa sensibilité au niveau de la tumeur persiste malgré la disparition du nerf sous-orbitaire. Ni douleurs, ni hémorrhagies, jamais de vertiges, ni de céphalée.

Opération. — Sous les téguments on trouve la paroi antérieure du sinus maxillaire, réduite à l'épaisseur d'une feuille de papier ; et, comblant le sinus, l'orbite et la fosse nasale, un néoplasme qui se laisse fragmenter et extraire sans difficulté.

La tumeur ne présente d'adhérences qu'au niveau de sa partie supérieure où elle s'insère à l'ethmoïde.

La surface de la tumeur est lisse et unie ; son aspect blanchâtre, nacré ; son tissu est ferme mais se laisse facilement entamer par le scalpel. L'examen histologique démontre qu'elle ne contient pas de tissu conjonctif et n'est pas du tout vasculaire : il s'agit de chondrome pur ; les cellules du cartilage sont en voie de proliféra-tion extrêmement active.

Suites inconnues.

Obşervation XIII

Chondrome naso-pharyngien. Heurtaux, *Bul. de la Soc. de Chir.*, 1877.

Femme, 22 ans. — Pas d'antécédents, santé excellente.

Il y eut d'abord, vers la base de l'apophyse montante du maxillaire supérieur gauche, un gonflement qui s'accentua de plus en plus ; compression, oblitération du canal nasal, dilatation du sac lacrymal ; obstruction progressive de la narine gauche, puis de la droite, obligeant le malade à respirer par la bouche. La tumeur avait refoulé et perforé la cloison nasale et la voûte palatine, déprimé la paroi interne de l'orbite gauche au point de repousser l'œil en avant et en dehors et d'en altérer profondément les fonctions : elle avait rempli complètement la partie supérieure du pharynx.

Développement à peu près indolent ; jamais d'hémorrhagies ; durée, 5 ans.

Aspect caractéristique : élargissement du nez et de la face, exorbitisme, bouche ouverte, voix nasonnée. Tumeur dure, lisse, arrondie, lobulée, absolument immobile : l'exploration n'est pas douloureuse, ne détermine pas d'hémorrhagies.

Aucune trace d'engorgement des ganglions parotidiens et sous-maxillaires.

La tumeur enlevée pesait 135 gr. Elle avait pris naissance dans le périoste qui tapisse la paroi externe de la fosse nasale gauche.

Examen histologique : tumeur constituée par les trois principales variétés de cartilage qui se rencontrent dans les chondromes, cartilage hyalin, fibro-cartilage et cartilage à cellules ramifiées : le cartilage hyalin formait la majeure partie de la tumeur. Elle était recouverte par la muqueuse un peu épaissie, et au-dessous de celle-ci par une couche de tissu conjonctif lâche.

Pas de récidive, 8 mois après l'opération.

Observation XIV

Chondro-myxo-sarcome de la fosse nasale gauche. Service de M. le
professeur P. Berger : hôpital de la Pitié.

Suzanne D..., âgée de 20 ans, est entrée salle Lisfranc à la
fin de novembre 1896.

L'état général de cette jeune fille est satisfaisant : on ne trouve
dans ses antécédénts personnels aucune cause à laquelle on
puisse rattacher l'affection qu'elle présente actuellement ; mais
dans ses antécédents héréditaires, il faut noter que sa mère est
morte, il y a cinq ans, d'une néoplasie intestinale : elle présentait, paraît-il, au nez un mal sur lequel sa famille ne peut four-
nir aucun renseignement.

A la fin du mois de juillet 1896, Suzanne D... a commencé à
éprouver des douleurs et une sensation de plénitude dans la fosse
nasale gauche. Au mois de septembre, sont apparues simultané-
ment de l'enchifrènement, un peu de gêne respiratoire, et du
larmoiement de l'œil gauche ; et pendant tout le mois les douleurs ont augmenté, ainsi que le larmoiement et la gêne de la
respiration causée par l'enchifrènement.

A la fin de septembre, la malade introduisant son petit doigt
dans sa narine gauche y découvrit une tumeur, et provoqua en la
touchant un saignement léger.

A partir de cette époque le passage de l'air dans la fosse nasale
gauche est interrompu. Les symptômes se sont aggravés progressivement : pendant les repas la malade a des crises d'oppression

qui durent trois à quatre minutes ; elle éprouve quelques douleurs dans les oreilles ; son sommeil est agité.

A la fin d'octobre, Suzanne D... s'adressa à la « Policlinique
de Paris » (service de M. le Dr Natier), où l'on constata que sa
fosse nasale gauche était entièrement obstruée par une tumeur
qui venait faire saillie à l'orifice de la narine. On crut à un simple polype muqueux et avec un polypotome on enleva un mor-
ceau de la tumeur de la grosseur d'une noisette. Cette intervention, qui ne fut du reste suivie d'aucune amélioration, provoqua
une h émorrhagie assez abondante. Depuis, les hémorrhagies se
sont reproduites à chaque exploration de la tumeur, mais jamais
spontanément.

Le 13 et le 20 novembre suivants, M. Natier pratiqua des
ablations partielles de la tumeur, qui donnèrent lieu à des hémorrhagies abondantes, provoquèrent de la fièvre et des douleurs
intenses, et ne furent suivies d'aucune amélioration.

Les fragments enlevés à la tumeur présentaient un aspect et
une consistance tout à fait cartilagineux. L'examen anatomo-
pathologique, pratiqué par M. le Dr Leray et contrôlé par M. le
Dr Gombault, a fourni les résultats suivants, que M. Natier a
bien voulu nous communiquer.

« Macroscopiquement la tumeur présente deux aspects dif-
férents : une partie, qui est de consistance dure, résistante,
opaque, avec des vacuoles claires, transparentes, qui simulent
de petits kystes ; le reste est plus clair et de consistance plus
molle.

Histologiquement on retrouve des différences qui correspondent
à ces deux variétés d'aspect. En effet : 1° dans les parties dures
le tissu dominant est constitué par du cartilage hyalin à cellules
largement espacées les unes des autres ; ce cartilage est disposé

sous forme d'îlots dont les interstices sont remplis par du tissu conjonctif à trame modérément serrée ; dans quelques points, ce tissu devient plus dense, formant de véritables zônes fibreuses infiltrées de lymphocytes : quant aux vacuoles, elles sont remplies de tissu muqueux ; 2° dans les parties molles, de même que dans les vacuoles, nous trouvons du tissu muqueux : cellules à prolongements multiples s'anastomosant les unes aux autres, avec quelques fines fibrilles conjonctives intercalées entre elles ; par place, on rencontre de larges zônes infiltrées de sang ; dans ces parties nous retrouvons des traces de tissu cartilagineux, mais en quantité faible ; quelques îlots même ne sont formés que de deux ou trois cellules cartilagineuses plongeant dans un tissu fondamental homogène peu abondant ; il semble qu'ici le tissu forme une trame analogue à celle d'une éponge et dont les interstices sont remplis de tissu muqueux.

Sur quelques points on retrouve des traces de la muqueuse dont le revêtement épithélial est constitué par de l'épithélium pavimenteux à quatre ou cinq couches.

En résumé, il s'agit d'une tumeur chondromateuse : c'est un chondrome hyalin mixte, tissu cartilagineux mélangé de tissu myxo mateux. »

C'est à la suite de cet examen que M. Natier amena la malade à M. le professeur Berger, à la Pitié (26 novembre).

Les douleurs sont maintenant beaucoup plus vives qu'au mois de juillet : elles s'irradient à tout le côté gauche de la face. Pourtant depuis quelques jours, elles semblent diminuer un peu, ce qui peut être dû à la destruction des nerfs par la tumeur.

Il y a non seulement du larmoiement provoqué par la compression des voies lacrymales (canal nasal) par la tumeur, mais encore un léger degré de dacryo-cystite ; par la pression, on peut faire sourdre une gouttelette de muco-pus par les orifices des points lacrymaux.

Depuis peu de jours le nez est déformé ; sa face latérale gauche, dans sa moitié supérieure, est refoulée en dehors, soulevée par la tumeur, et présente une voussure assez considérable. C'est la seule déformation visible : la face antérieure du maxillaire supérieur, soit au niveau de la fosse canine, soit au niveau du sillon gingivo-buccal, la voûte palatine, ne présentent rien d'anormal : il ne paraît pas y avoir non plus de déformation du plancher de l'orbite, il n'y a ni exophthalmie, ni aucun trouble de la vue.

Par l'orifice antérieur de la narine gauche, légèrement dilatée, on aperçoit aisément la tumeur qui se présente comme une masse grisâtre, non pas translucide et brillante comme un polype, mais terne, grenue, sans aucun suintement à sa surface, obstruant complètement la fosse nasale : en effet ce n'est, qu'avec un grand effort que la malade arrive, soit en soufflant, soit en inspirant, à faire passer un peu d'air entre la tumeur et les parois de la fosse nasale. La tumeur ne se déplace pas sous l'influence du courant d'air et ne produit pas le bruit de drapeau des polypes muqueux.

La cloison des fosses nasales n'est pas sensiblement déviée à droite.

Au toucher la tumeur semble assez dure, élastique. Si l'on cherche à circonscrire la masse néoformée avec un stylet introduit entre la paroi et la tumeur, on fait assez aisément le tour de celle-ci : on n'est arrêté qu'en deux points, où la tumeur est adhérente : l'un sur la paroi externe de la fosse nasale, au niveau du cornet inférieur, correspondant à l'ouverture du sinus ou à la branche montante du maxillaire supérieure, l'autre à la partie supérieure de la cavité nasale, au niveau de la lame criblée de l'ethmoïde. C'est en un de ces points par conséquent que la tumeur a dû prendre naissance.

En introduisant l'index dans le rhinopharynx on constate d'abord que cette cavité n'est pas envahie, que la face inférieure de l'apophyse basilaire, point de départ ordinaire des polypes naso-pharyngiens, ne présente rien d'anormal, que le pavillon de la trompe d'Eustache gauche est libre ; il n'y a d'ailleurs aucun trouble de l'ouïe dénonçant une obturation ou une compression de la trompe. Du bout du doigt on sent, à travers l'orifice postérieur de la fosse nasale gauche, la tumeur qui l'obstrue : le doigt perçoit nettement une masse assez dure, finement grenue.

La tumeur est complètement insensible et son exploration ne détermine aucune douleur.

Enfin, l'examen du sinus maxillaire par l'éclairage par transparence, suivant la méthode de Voltolini, pratiqué le 27 novembre par M. Natier, montre cette cavité libre dans sa portion inférieure, mais envahie par la tumeur dans sa partie supéro-interne. Une petite lampe à incandescence introduite dans la bouche, les lèvres rapprochées, le côté droit de la face est bien éclairé jusqu'à la région inférieure de l'orbite qui paraît sous forme de croissant clair. Toute la partie supérieure du côté gauche reste sombre au-dessus d'une ligne oblique partant de la moitié du sourcil droit, coupant le nez à sa partie moyenne, coupant la face antérieure du maxillaire supérieur gauche, et se terminant au niveau de l'intervalle de la canine et de la première prémolaire. Toute la partie inférieure du sinus maxillaire gauche, au-dessous de cette ligne, s'éclaire aussi bien que du côté droit, mais au-dessus l'obscurité est complète, la partie supérieure du sinus étant probablement envahie par le néoplasme, et par suite de l'ombre portée par la tumeur on ne peut distinguer la zône orbitaire qui normalement est beaucoup plus claire que la zone malaire et qui se confond ici avec elle.

Le 5 décembre 1896, M. le professeur Berger procède à l'ablation de la tumeur.

Il pratique un tamponnement préalable de l'orifice postérieur de la fosse nasale gauche pour éviter au cours et à la suite de l'opération l'écoulement du sang dans le pharynx.

Une bougie conductrice introduite par l'orifice postérieur d'arrière en avant est glissée dans la fosse nasale entre la tumeur et la cloison ; elle entraîne à sa suite l'un des chefs d'un fort fil de soie fixé par son milieu à la partie moyenne d'un tampon de dimensions appropriées à celles de l'orifice à obturer : le chef postérieur du fil de soie, sortant par la bouche est fixé à la joue, et servira à retirer le tamponnement.

Pour aborder la tumeur, M. Berger fait une incision qui suit dans le sillon naso-génien le bord postérieur de l'aile du nez et remonte rectiligne jusqu'au niveau de l'angle interne de l'œil. L'aile du nez ainsi détachée, la branche montante du maxillaire est sectionnée avec une pince de Liston, et toute la paroi antéro-latérale gauche du nez réclinée à droite. Un jour très large est ainsi donné sur la tumeur, qui apparaît comme une masse grisâ-tre, bosselée, assez molle, plus molle que ne l'avait révélé l'examen antérieur, adhérente à la paroi externe de la fosse nasale au niveau du cornet inférieur qui paraît être son point d'origine. La tumeur est facilement arrachée, et avec elle le cornet inférieur dans sa totalité : la paroi du sinus maxillaire, dans la partie supérieure duquel la tumeur pousse un prolongement, est réséquée et la cavité du sinus nettoyée avec soin avec une curette tranchante.

L'hémorrhagie n'a pas été très abondante : le sinus maxillaire et la fosse nasale sont tamponnés avec des mèches de gaze au salol. L'incision cutanée est suturée avec du crin de Florence fin au moyen d'une aiguille de Reverdin courbe, et un pansement humide au lint borique, trempé dans l'eau borique, recouvre la suture et est maintenu par une bande Velpeau.

L'opération et le pansement ont duré une heure.

Le pansement humide est renouvelé tous les jours.

Le tamponnement postérieur est retiré le 7 décembre ; le tamponnement antérieur de la fosse nasale et du sinus maxillaire, le 8 ; de fréquentes irrigations nasales boriques sont pratiquées. Les fils de suture sont enlevés le 10 décembre.

Des douleurs assez vives dans tout le côté gauche de la face persistent pendant quelques jours. Le 12 décembre, la dacryocystite a disparu, mais il y a un léger degré de sinusite et la malade mouche de l'humeur.

Elle sort le 21 décembre : les douleurs ont disparu ; la cicatrice de l'incision cutanée est déjà fort peu visible ; mais le sinusite persiste.

Le 7 janvier 1897, M. le Dr Gouguenheim pratique un examen des fosses nasales et ne constate aucune trace de récidive ; il y a toujours un certain degré d'inflammation du sinus.

L'examen histologique de la tumeur a été pratiqué par M. le Dr F. Besançon, chef du laboratoire de la Clinique chirurgicale de la Pitié, qui a bien voulu nous remettre à ce sujet, et nous ne saurions trop le remercier de son obligeance, la note suivante :

« La tumeur n'est pas encapsulée : elle est sous-muqueuse et se continue insensiblement avec le derme de celle-ci, dans lequel les éléments conjonctifs ont proliféré.

La tumeur est d'aspect très variable selon les points considérés ; tantôt elle est formée de nodules arrondis d'aspect cartilagineux, entre lesquels de fins capillaires dessinent un réseau plexiforme très élégant ; tantôt, au contraire, elle semble de nature presque exclusivement conjonctive, les cellules du cartilage sont rares ou absentes, et le tissu n'est formé que de cellules fusiformes ou ramifiées, souvent groupées autour des capillaires, mais à prolifération active.

De place en place. la préparation est semée de cavités plus ou moins irrégulières pseudo-kystiques.

Les nodules arrondis sont formés de substance fondamentale dans laquelle sont contenues en nombre plus ou moins considérable les cellules cartilagineuses avec leur capsule ; ces cellules sont souvent proliférées, et il n'est pas rare de voir trois ou quatre noyaux dans l'intérieur de la capsule ; ces capsules sont parfois extrêmement développées.

Dans certains cas, entre les nodules cartilagineuses on ne retrouve qu'un très fin réseau capillaire qui semble contourner le nodule ; en général cependant le capillaire lui-même n'est que le centre, l'axe d'une production cellulaire qui se fait autour de lui : on voit alors de chaque côté du capillaire de nombreuses cellules fusiformes qui s'imbriquent en formant autour du capillaire une sorte de manchon. Sur certains points les cellules fusiformes font place à des cellules ramifiées anastomosées plongées dans une substance amorphe ; il y a transformation myxomateuse du tissu.

Sur d'autres points de la préparation, ces cellules fusiformes se tassent, les cellules cartilagineuses disparaissent, le tissu prend l'aspect du sarcome; mais là encore, comme autour des vaisseaux entre les nodules cartilagineux, la formation de myxome est fréquente.

Sur certains points enfin, on voit des cavités un peu irrégulières, sans parois nettement arrêtées ; ces cavités qui contiennent des débris de cellules ne sont autre chose que des zones myxomateuses dans lesquelles les cellules elles-mêmes ont dégénéré, d'où la formation de pseudo-kystes.

Sur aucun point il n'y a de production épithéliale ou osseuse.

En résumé, il s'agit d'un chondro-myxo-sarcome, ayant bien des points de ressemblance avec les tumeurs mixtes de la parotide et des glandes salivaires, mais de nature purement conjonctive.

L'absence de capsule, la présence des cellules sarcomateuses, font de cette tumeur une tumeur maligne. »

Il résulte de la comparaison des examens histologiques pratiqués successivement que la tumeur, formée d'abord de cartilage hyalin en voie de dégénérescence myxomateuse, a subi au cours de son évolution une transformation sarcomateuse.

Observation XV

Chondrome de la narine droite. Morgan. *Guy's Hospital Rep.*, 1836, vol. I, p. 403 ; et 1842, vol. VII, p. 491.

Homme de 24 ans : la tumeur avait pris-naissance dans la narine droite, probablement sur la branche montante du maxillaire supérieur, à l'âge de 8 ans. Pendant 16 ans, elle avait progressivement augmenté de volume, envahissant les fosses nasales, la bouche et l'orbite. Après une extirpation probablement incomplète, survint une récidive colossale, qui entraîna la mort 7 ans après. La tumeur formée d'une substance spongieuse avec coque osseuse fut considérée par Paget comme un chondrome.

« L'observation, à la vérité, reste muette sur l'existence de tissu cartilagineux dans cette production mais la tumeur récidivée est conservée au musée de Guy's Hospital, et il doit nous suffire que Sir James Paget et que Thomas Bryant, qui l'ont examinée, la classent parmi les chondromes pour que nous nous en rappor_ tions à leur affirmation » P. Berger (1).

Observation XVI

Enchondrome de l'apophyse nasale du maxillaire supérieur. Langenbeck, cité par Heyfelder, *Die Resectionen des Oberkiefers*, Berlin 1857, p. 28.

Langenbeck réséqua, en 1848, sur un enfant de 14 ans, l'apophyse nasale du maxillaire supérieur gauche, pour un enchondrome en partie ossifié qui, dans l'espace d'un an avait atteint la grosseur d'une noix. L'apophyse nasale du maxillaire était amincie, brisée par endroits ; la partie du palais qui se trouvait au-dessous était saine, la cloison du nez repoussée à droite, et le globe de l'œil proéminent. La tumeur était d'une consistance, partout égale, d'une couleur blanchâtre, d'un bleu clair ; son tissu pauvre en fibres, était riche en cellules cartilagineuses ; chondrome à grosses cellules, hyalin et ossifiant. Guérison.

Observation XVII

Tumeur cartilagineuse de la narine droite. Heath, 1868, *Injuries and diseases of the jaws*, p. 237.

Homme de 34 ans. Tumeur datant de l'âge de 17 ans, ayant

1. *Loc. cit.*, p. 306.

pour point de départ la branche montante du maxillaire supérieur, ayant envahi successivement le nez, le pharynx, l'orbite, luxé l'œil droit. Durée 17 ans : 4 opérations successives ; extirpations sans résection réglée ; trois récidives ; mort par érysipèle après la quatrième opération.

La tumeur était formée de cartilage à grandes cellules serrées, sans presque de matière interstitielle ; les premières parties enlevées étaient ostéo-cartilagineuses.

Observation XVIII

Enchondrome partant du maxillaire supérieur gauche. Denucé. *Bul. de la Soc. anat.*, 1853.

Catherine L..., 48 ans. Antécédents : ni hérédité, ni syphilis, ni traumatisme. Au mois de juin 1851, douleurs sourdes dans la joue gauche, puis dans l'œil du même côté. La joue commença à se gonfler dans le courant d'octobre : des douleurs lancinantes très vives, qui s'irradiaient dans tout le côté gauche de la tête, empêchaient la malade de dormir. En même temps l'œil devenait plus saillant. La narine était complètement oblitérée, l'olfaction impossible de ce côté ; la narine droite même était en partie obstruée. La peau très distendue du côté gauche de la face, présentait une teinte bleuâtre par la transparence des veines souscutanées. La tumeur était parfaitement arrondie : les téguments ne glissaient pas sur elle : en pressant sur la joue on avait une sensation de dureté non osseuse.

Exophthalmie très marquée, pas d'altération de la vue : la voûte palatine était envahie. Durée, un an. Opération par

Michon, le 2 juin 1852 : Suites et terminaison inconnues.

Description de la tumeur : elle a à peu près le volume du poing ; elle occupe tout le sinus maxillaire. Elle peut se diviser en deux portions : l'une qui venait faire saillie vers la joue gauche; l'autre profondément cachée, pénétrait dans la fosse nasale après avoir détruit complètement sa paroi externe, puis la cloison et le vomer et faisait saillie dans la fosse nasale opposée. Elle s'élevait jusqu'à la base du crâne, notamment vers le sphénoïde, logeant un de ses lobes entre les apophyses ptérygoïdes. D'autre part la tumeur avait soulevé le plancher de l'orbite, qui était comme rongé, perforé en plusieurs points, au niveau desquels la substance de la tumeur semblait faire hernie.

La tumeur était formée de lobules cartilagineux réunis par des cloisons conjonctives vasculaires.

A la coupe le tissu crie sous le scalpel; la surface de cette coupe apparaît composée de grains qui lui donnent quelque analogie avec l'intérieur d'une grenade ou d'une figue. Ces grains sont d'un blanc bleuâtre tout à fait semblable à celui des cartilages articulaires. Ces grains sont comme juxtaposés, réunis par un tissu cellulaire pourvu abondamment de vaisseaux, ce qui produit une marquetterie rouge et blanche assez remarquable.

Une tranche mince mise sous le microscope ressemble parfaitement à une tranche de cartilage, c'est-à-dire que sur un fond amorphe et granuleux on rencontre un véritable semis de corpuscules cartilagineux disposés dans toutes les directions. Le tissu cellulaire, renfermant une substance amorphe, est disposé en petites cavités contenant un ou deux globules ordinairement, rarement trois. La plupart de ces globules ont des noyaux remplis de granulations. Il n'y a aucune cellule cancéreuse (Lebert et Denucé).

Observation XIX

Encnondrome partant du sinus maxillaire gauche. Heyfelder, 1857.
Résect. des Oberkiefers.

On trouve dans la collection pathologique de Munich, un enchondrome recueilli sur une femme de 56 ans, ayant entraîné la
mort au bout de 22 mois, sans opération. Cette tumeur de la
grosseur de la tête d'un homme avait détruit le sinus maxillaire
gauche, son point de départ, une partie du sinus droit, la voûte
palatine et envahi les deux fosses nasales. La peau qui la recouvre est tendue, normale, et unie à elle par un tissu fibreux résis-
ant. La tumeur cartilagineuse paraît en partie ossifiée : elle n'est
pas entourée d'une enveloppe osseuse. Au microscope, elle présente des cellules cartilagineuses normales ou en voie d'ossification, des ostéoplastes et une matière inter-cellulaire fibrillaire.

Observation XX

Chondrome ostéoïde du sinus maxillaire droit. Trélat-Dolbeau. *Bul. de la
Soc. de Chir.*, 28 mai 1862.

Fille, 7 ans. Résection du maxillaire supérieur. Mort par choc
opératoire. Durée : 18 mois.

Observation XXI

Fibro-chondrome du sinus maxillaire droit. Ohlemann, *Arch. f. Klin. Chir.*,
1875, vol. XVIII, p. 465 et 473.

Femme de 14 ans. La tumeur ayant son point de départ dans
le sinus maxillaire droit avait distendu ce sinus, envahi les fosses
nasales, l'orbite et produit l'exophthalmie. La résection totale du
maxillaire supérieur fut suivie d'une guérison durable, sans récidive. La tumeur était formée de fibro-chondrome avec régression
graisseuse des cellules.

Observation XXII

Tumeur cartilagineuse du maxillaire supérieur. Jourdain, 1877.

On trouve dans Jourdain (*Mal. de la bouche*, tome I, pl. 4,
p. 172), une observation qu'on peut avec beaucoup de vraisem-
blance, mais sans qu'il y ait certitude absolue (Dolbeau), considérer comme un exemple de tumeur cartilagineuse du maxillaire
supérieur droit, survenue chez un enfant de trois ans, bien portant,
à la suite d'un traumatisme, et ayant envahi toute la face. Cette
tumeur formait un relief de la grosseur d'un œuf de poule, repous-
sait l'œil en haut, refoulait et abaissait la voûte palatine. Deux
ans plus tard, le sinus droit était considérablement distendu, le
nez jeté du côté gauche, le palais tout bouleversé.

Les bords maxillaires et alvéolaires étaient tellement saillants qu'à peine les lèvres les recouvraient.

La tumeur était dure, circonscrite, insensible ; la peau distendue n'était pas altérée.

Une résection fort incomplète fut faite (1774) et trois ans après la guérison n'était pas obtenue.

Observation XXIII

Burger, 1897 : *Hufeland's journal*, vol. V. p. 132.

Femme 30 ans. Tumeur lardacée avec des noyaux cartilagineux et des points d'ossification, développée sur la face antérieure du maxillaire droit, ayant détruit tout le maxillaire, envahi les fosses nasales, la bouche, l'orbite et le crâne. Mort par épuisement, après ablations partielles. Durée, 4 mois.

« La marche de la tumeur, qui en 4 mois détermina la cachexie et la mort, indique suffisamment qu'il ne s'agit pas ici d'un chondrome ; du reste la production morbide décrite par l'auteur comme une tumeur lardacée, ne renfermait que quelques nodules cartilagineux et était évidemment un sarcome ». P. Berger (1).

1. *Loc. cit*, p. 299.

Observation XXIV

Chondro-sarcome du maxillaire supérieur. Stanley, 1849, *Treatise on diseases of the bones*, p. 146.

Stanley a observé chez un garçon de 14 ans une tumeur qui, née du maxillaire supérieur remplissait les cavités du nez et des orbites, et s'étendait jusque dans le crâne. Cette tumeur non opérée entraîna rapidement la mort.

Elle était formée de deux substances, l'une qui obstruait les narines consistait en un tissu vasculaire, tandis que l'autre, qui occupait les cavités plus profondes du nez, des orbites et du crâne, était formée d'une substance cartilagineuse mélangée de matière osseuse. La tumeur s'était développée très rapidement : les deux yeux avaient été chassés des orbites ; d'un côté le nerf optique avait disparu, de l'autre il était considérablement allongé. La portion de la tumeur qui pénétrait dans le crâne était enfouie dans les lobes antérieurs du cerveau. « Ce cas, dit M. P. Berger (1), appartient bien certainement à la classe des tumeurs mixtes chondro-sarcomateuses. La tumeur qui est déposée au musée de Saint-Bartholomew's Hospital, se composait de deux lobes, le lobe postérieur était d'apparence cartilagineuse (cartilage avec ossification partielle), l'antérieur était très vasculaire et évidemment constitué par du sarcome. La pièce figurée par Stanley dans son *Atlas* est pourtant donnée partout comme un exemple de chondrome du maxillaire supérieur. »

1. *Loc. cit.*, p. 300 et 306.

Observation XXV

Collis, 1867, Dublin quaterly. *Journ. of. med. Sc.*, t. XLIII, p. 321.

Homme, 50 ans. Tumeur du maxillaire supérieur : saillie énorme de la joue ; voûte palatine refoulée ; fosse na=ale envahie ; vision perdue. Durée, 36 ans.

« Dans ce fait, donné par Collis comme exemple de chondrome ossifié, l'origine cartilagineuse de la tumeur nous paraît purement et simplement une hypothèse de l'auteur. L'observation anatomique ne nous présente qu'une tumeur osseuse à partie centrale éburnée, à couches périphériques lamelleuses et concentriquement disposées : mais rien ne nous indique si cet ostéome a procédé de l'ossification d'une tumeur cartilagineuse, modification des chondromes de la mâchoire assez commune » P. Berger (1).

Observation XXVI

Chondrome ostéoïde du maxillaire supérieur. Billroth-Czerny. *Arch. f. Klin. Chir.*, 1879, vol. XI.

Homme, 40 ans : deux opérations, deux récidives, mort ; durée, 4 mois.

1. *Loc. cit.*, p. 300 et 302

Observation XXVII

Chondro-sarcome du maxillaire supérieur. Kirmisson, 1883 ; *Bull. et M ém
de la Soc. de Chir.*, 1885, p. 294.

Homme, 42 ans. Pas d'antécédents personnels, ni héréditaires.
Point de départ : bord alvéolaire droit. En un an la tumeur envahit la face antérieure des deux maxillaires supérieurs et la
fosse nasale droite, et nécessita trois opérations, les deux premières suivies de récidives (seconde récidive à l'union de la voûte
palatine avec la cloison des fosses nasales), la troisième de guérison durable.

Examen histologique : tumeur beaucoup plus chondromateuse
que sarcomateuse, presque entièrement constituée par du tissu
cartilagineux ; sur quelques points seulement du tissu sarcomateux :
très peu vasculaire. Après la deuxième récidive, la tumeur ne
présentait que de rares éléments sarcomateux, elle était presque
entièrement constituée par du cartilage, en voie d'ossification
dans certains points.

Observation XXVIII

Tumeur cartilagineuse de l'orbite. Heath, 1868, *Injuries and diseases of
the jaws*, p. 234.

Chez une jeune femme, une tumeur composée principalement

de cartilage, ayant son point de départ sur la face interne de l'orbite droit, avait en 7 ans produit une double exophthalmie, distendu les deux maxillaire supérieurs, envahi les sinus, les fosses nasales, les fosses zygomatiques, déjeté le palais, et entraîné la mort.

Observation XXIX

Enchondrome de la cavité naso-pharyngienne. Max Muller, *Langenbeck's Arch. f. Klin. Chir.* 1870, XII, p. 323.

Il s'agit d'un homme de 24 ans, qui souffrait depuis 5 ou 6 ans d'une obstruction des fosses nasales. La maladie ayant fait des progrès il commença à ressentir des douleurs très vives, en même temps il fut pris d'accès de léthargie et de syncopes. Le volume de la tumeur s'accrut repoussant en avant le voile du palais, obstruant complètement les deux narines et amenant le déplacement de la cloison. La compression de la masse produisit la résorption de la lame papyracée de l'ethmoïde et la tumeur pénétra dans l'orbite. Müller enleva le néoplasme qui s'insérait à l'apophyse basilaire : il avait le volume du poing et pesait 130 gr. L'examen au microscope démontra que l'on avait affaire à un enchondrome véritable.

TABLE DES MATIÈRES